KB263735

청소년을 위한 정신 의학 에세이

청소년을 위한 정신 의학 에세이

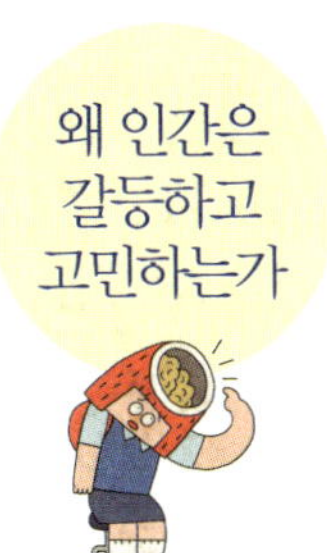

psychiatry

정신건강의학과 전문의 하지현 교수가
청소년을 위해 쉽게 풀어쓴 정신 의학에 관한 모든 것

청소년을 위한
정신 의학 에세이

하지현 지음
건국대 의학전문대학원 교수

해냄

나와 세상에 대한 이해를 도와주는 정신 의학

"제가 무슨 생각을 하고 있는지 맞혀 보세요."

내가 정신건강의학과 의사라는 걸 알고 나서 사람들이 제일 흔히 하는 말이다. 내가 어떻게 그들의 생각을 맞힐 수 있겠는가? 정작 내 마음도 잘 모르겠는데 말이다. 하지만 정신건강의학을 전공하고 또 오랫동안 환자를 보면서 사람을 파악하는 능력은 분명히 좋아졌다. 무엇이 질병의 영역이고, 어디까지가 정상 범위라고 할 수 있는지 알아 가는 것은 세상을 보는 눈을 길러 주고, 나의 마음을 이해하고, 사람을 이해하는 데 많은 도움을 줬다. 무슨 생각을 하는지 한 번에 맞히기는 어렵지만, 상대방이 어떤 사람인지, 지금 상황에 어떻게 대응해야 하는지는 남들보다 조금은 쉽게 파악하는 편이다. 이 능력은 환자를 치료할 때뿐 아니라, 이 세상을 헤쳐 나가는 데에도 꽤 유용할 것이다.

현대인의 삶은 갈수록 복잡해져서 스트레스로부터 자유롭지 못하고, 삶의 속도는 점점 빨라지고 있다. 게다가 인터넷의 발달로 사이버 공간까지 더해지니 생각해야 할 것들도 매우 많아졌고, 발생할 수 있는 문제의 종류도 너무나 늘어났다. 이런 복잡한 세상에 대처하는 데 정신 의학의 기본이 유용할 때가 많다.

이 책은 그런 유용함을 청소년들과 함께 나누려는 시도다. 인간의 정신에 대해 정신 의학적 관점을 제공하고, 무의식의 세계를 발견한 프로이트와 정신 분석에 대해 자세히 설명한다. 그리고 기억, 시간, 수면과 같은 뇌와 정신의 기본적인 기능을 소개하고, 우울증, 스트레스, 망상, 중독과 같이 흔히 볼 수 있는 다양한 종류의 정신건강의학과적 병리 현상을 알기 쉽게 풀었다. 그리고 현대 사회에 접어들면서 더 자주 볼 수 있게 된 다이어트 집착, ADHD, 사이코패스 등에 대해서도 지금까지 밝혀진 것들 중 청소년들이 알아야 할 내용을 담았다.

이 책은 청소년을 대상으로 하지만 청소년들이 흔히 겪는 사춘기의 성장통, 마음고생, 우울증을 위로하려는 것이 목적이 아니다. 그보다는 정신건강의학과 의사들이 보는 세상, 인간의 마음, 정신 병리에 대해서 청소년이 가질 법한 궁금증과 호기심을 해결해 주기 위해 이 책을 썼다. 나도 중·고등학교를 다닐 때 정신건강의학과 의사가 하는 일이 무척 궁금했기 때문이다. 미친 사람을 입원시키고, 최면을 걸어서 타인의 마음을 조종하는 사람이 정신건강의학과 의사인 줄 알았다. 또, 정신적으로 문제가 있는 환자를 많이 보면 의사도 이상해지는 줄 알고 겁이 났다. 그런데 막상 의사가 되어 보니, 사람들이 막연히 갖고 있는 정신건강의학과에 대한 생각들이 보이지 않는 벽이 되기도 한다는 사실을 자주 느꼈다. 그래서 청소년들이 읽기 쉬운 정신 의학에 대한 책이 세상에 한 권쯤 필요하겠다는 생각을 하게 되었다.

이 책을 통해 여러분들이 평소 정신건강의학과에 대해 갖고 있던 수많은 호기심과 궁금증을 다 풀 수는 없겠지만 일부만이라도 해소되기를 바란다.

2012년 6월

하지현

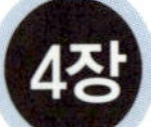

4장 고장 난 정신을 고칠 수 있을까?

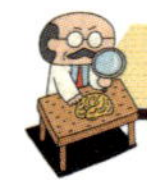

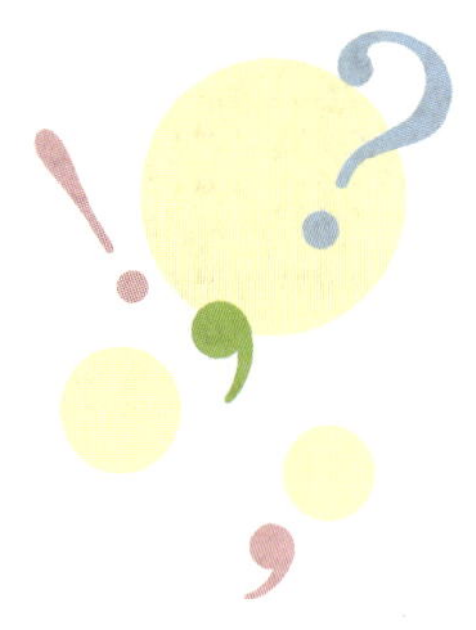

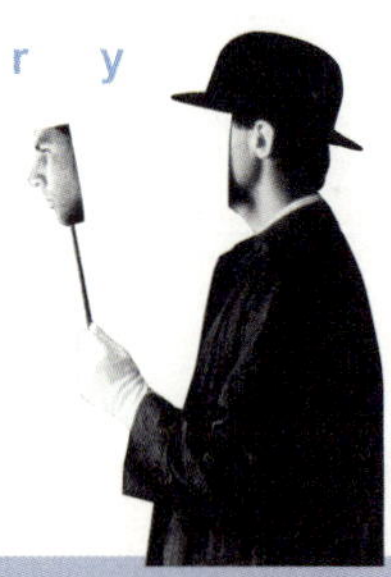

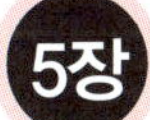 **5장** 유전이 더 중요할까,
환경이 더 중요할까?

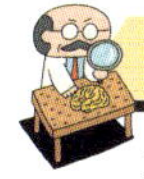

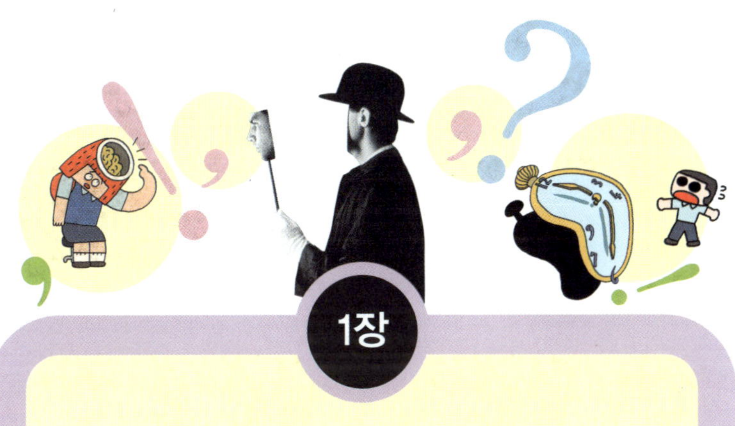

인간의 정신을 어떻게 들여다볼까?

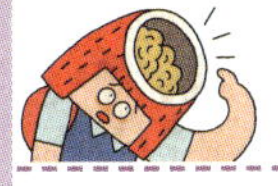

정상과 비정상은 어떻게 구분할까?

대개 사람들은 정신건강의학과 의사는 가만히 앉아서 이야기만 들어 주면 되니까 의사 중에서 가장 편할 것이라고 생각한다. 수술이나 특별히 어려운 진단 검사를 하는 것이 아니니 말이다. 그러나 어떤 사람이 정상인지 확인할 때 가장 고민을 많이 해야 하는 분야라는 면에서 타 분야 의사들은 정신건강의학과 의사의 특수성과 전문성을 인정해 준다. 사실 어딘가가 부러지면 엑스레이를 찍고, 간염이 의심되면 피검사로 확인하면 된다. 또 암에 걸린 듯하면 CT를 찍고 조직을 검사해서 확진할 수 있다. 그 결과, 문제가 하나도 없다면 '정상'이라고 말한다. 그렇지만 정신적인 문제는 엑스레이를 찍거나 하는 진단법이 딱히 없다. 한 사람의 마음과 행동에 문제가 있다고 말하기도 어렵지만, "이 사람은 정상입니다"라고 단언하는 것도 무척 조심스러운 일이다. 그래서 분명한 증상이 있어서 병원을 찾는 사람보다 대인관계나 사회생활의 문제로 "제가 지금 정상이라는 것을 증명해 주세요"라며 찾아오는 사람을 대하기가 훨씬 어렵다.

정신건강의학과에서 말하는 '정상(normality)'은 무엇일까? 세계 보건 기구(WHO)◆는 정상성을 "신체적, 심리적, 사회적으로 완전히 잘 지내는 상태(state of well-being)"라고 정의한다. 정신건강의학과적 관점에서는 "한 사람의 행동이나 성격적 특성이 전형적이거나 적절한 표준에서 벗어나지 않아서 받아들일 만한 수준"이라고 말한다.

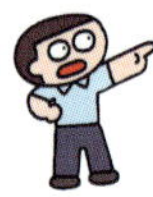

정상과 비정상을 구분하는 기준

미국의 정신과 의사인 오퍼(Daniel Offer)와 샙신(Melvin Sabshin)은 『정상성: 정신건강에서 이론적, 임상적 개념』이라는 책에서 사회문화적 차이를 뛰어넘어 보편적인 인간 행동의 기능성을 중심으로 정상성을 네 가지 관점에서 분류하였다.

❶ 정상성은 건강한 것이다

고전적인 의학 모델에서 정상이란 질병의 유무가 기준이 된다. '있어야 할 것이 다 있고, 없어야 할 것은 없을 때'가 정상이라는 것이다.

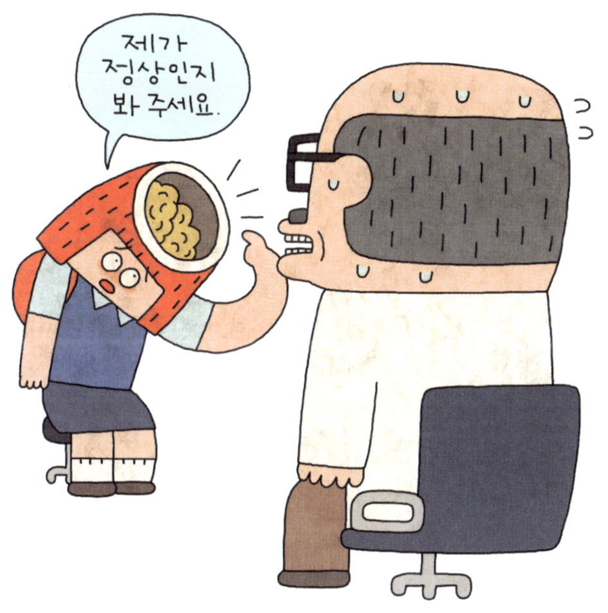

손가락이 다섯 개 달려 있으면 정상이지만, 사고로 네 개만 남거나 육손이로 태어났다면 비정상으로 여긴다. 정신건강의학과적 관점에서는 흔히 볼 수 없는 증상이나 행동을 하는 경우 정상이 아닌 것으로 판정한다. "누가 내게 욕하는 소리가 들린다"는 환청이나 "사람들이 나를 감시하고 쫓아온다"는 피해망상, "나는 우주인과 소통할 수 있다"는 과대망상

세계 보건 기구
보건·위생 분야의 국제적인 협력을 위하여 1948년 설립한 UN 전문 기구

과 같이 정상적인 사람들이라면 경험하기 힘든 특별한 감각 경험이나 생각이 있다면 비정상인 것이다. 이에 반해 특별히 문제가 있다고 보이는 감각 경험이 나타나지 않거나, 생각과 감정의 영역에 문제가 없어 보이면 '정상'이라고 판정한다.

❷ 정상성은 평균이다

정상적인 사람은 한 집단의 통계상 평균에서 크게 벗어나지 않는 범위에 속하리라고 가정하는 관점으로, ①의 관점에 비해 수학적인 접근법이다. 인간의 행동이나 감정, 기억력, 학습 능력 등은 통계를 내어 보면 종 모양의 정규 분포 곡선을 그린다. 평균값 혹은 중앙값을 중심으로 표준 편차에서 벗어난 구간에 속하면 비정상으로 보고, 그렇지 않다면 정상으로 본다.

그런 기준 중에 가장 대표적인 것이 지능 지수다. 지능 지수는 생물학적 연령을 분모로 했을 때 그 연령에 기대되는 지적 능력을 백분율로 표시한 것이다. 값이 70~130 사이에 있다면 정상으로 보고, 70 이하로 떨어졌을 때에는 비정상, 즉 '정신 지체'로 판정한다. 지능 지수의 정규 분포 곡선*이 중앙값인 100을 중심으로 양쪽에 균등하게 분포되어 있다면 이상적인 모델이다. 실제로 대부분은 오른쪽(지능 지수가 높은 쪽)으로 약간 치우쳐 있다. 아이큐가 130이 넘는 사람이 70 이하인 사람보다 약간 더 많고, 전반적으로 100 이상이라는 뜻이다.

정규 분포 곡선
평균치를 중심으로 좌우 대칭의 종 모양을 이루는 곡선

평균을 중심으로 정상 여부를 판단하는 영역으로 성격을 꼽을 수 있다. 누구에게나 꼼꼼한 면, 규칙을 준수하려는 면, 깔끔한 면이 조금씩은 있다. 그런데 어떤 사람은 이런 면이 '강박적인 성격'으로 굳어져서 사회생활이나 인간관계에 어려움이 생긴다. 자신이 늘 하던 대로 일을 진행하지 않으면 다음으로 넘어갈 수 없고, 스트레스를 받는다. 계획했던 여행지로 가는 길이 막히거나 도착해 보니 매우 붐빈다면 포기하고 다른 곳으로 갈 수도 있을 텐데, 이런 사람들은 좀체 그럴 수 없다. 다른 사람들에게까지 자신의 방식을 강요해 자신도 힘들고 주변 사람들도 힘들어진다. 이런 경우를 '강박적 성격장애'가 있다고 말한다. 적당한 수준이라면 항상 깔끔하고 약속을 잘 지키는 사람으로 평가받지만, 이렇듯 평균에서 지나치게 벗어나면 비정상이 된다.

❸ 정상성은 과정이다

정상인지를 정의하는 데 시간성은 무척 중요한 요소다. 4세 아이가 곱셈을 못하는 것은 당연하지만, 10세가 되어도 구구단을 못 외우면 문제가 있다고 판단한다. 연령별로 기대하는 일을 잘 해내면 정상으로 보고, 제대로 하지 못한다면 비정상으로 본다.

나이가 들면서 기억력이나 판단력이 나빠지는 것은 정상적인 노화 과정이지만, 나이에 비해 빨리 노화가 진행되어서 이로 인해 일상적인 활동, 즉 옷을 제대로 챙겨 입지 못하거나 길을 잃어 혼자서 집으로 돌아오지 못하는 일이 벌어진다면 '치매'라는 병적인 상황이 벌어진 것으로 볼 수 있다. 손주들의 이름을 잘 기억하지 못하는 90세의 어르신도 여전히 자기 관리를 잘하고 약간의 도움만으로 식사나 목욕 등을 할 수 있다면 정상이라고 평가한다.

또 다른 문제 상황은 '과정 중단'으로, 원래 거쳐야 할 정상적인 과정을 어떠한 이유로 멈추고 더 이상 나아가지 않는 상태를 말한다. 10대 청소년이 학업을 중단하고 집을 나가서 돌아오지 않거나 부모의 간섭을 받지 않고 혼자 살겠다고 주장한다면, 문제가 발생했다고 판단한다. 아직 법적, 심리적으로 부모로부터 독립할 수 없는 연령대이며, 완수해야 할 심리적, 신체적 발달 과제가 있기 때문이다. 그러나 사회 경제적 이유로 학업을 마치지 못한 사람이 늦게라도 검정고시를 준비하거나 방송대 등에 가는 것은 비정상이 아니라 과정을 이수하기 위한 자발적 노력으로 보고 정상적인 과정으로 평가한다. 정상성을 판정하는 데는 시간적인 흐름 속에서 사회에서 기대하는 과정대로 잘 흘러가는지를 살펴보는 것이 무척 중요하다.

❹ 정상성은 유토피아다

이 모든 기준을 뛰어넘는 가장 중요하고도 추상적인 개념은 '유토피아'다. 즉 한 사람이 갖고 있는 다양한 정신적 요소들이 조화를 이루고 통합되어 최적의 기능을 발휘하는 상태가 정상이라는 것이다. 신체적, 심리적 기능을 뛰어넘어 영적인 면에서도 최적의 상황인 사람, '나다움'을 유지할 수 있는 사람을 가리킨다. 이러한 정상성은 우리가 바라는 이상적인 인간인지도 모른다.

유토피아적인 상태는 객관적인 평가라기보다 매우 주관적인 자기 평가를 토대로 한다. 『오체불만족』의 저자 오토다케 히로타다는 태어날 때부터 팔다리가 없는 장애를 지녔지만, 이는 '신체적 특징'일 뿐이라고 주장한다. 자신이 세상에 태어난 이유는 '팔다리가 없는 나만이 할 수 있는 그 무엇이 있기 때문'이라 생각하고 '마음의 장벽 없애기' 운동에 매진하고 있다. 그가 쓴 책을 읽어 보면 어느 곳에서도 비정상의 그늘을 찾을 수 없다는 면에서 정상이다. 그의 정상성을 지탱하는 가장 큰 근거는 신체적인 어려움을 극복하고 내면의 평화와 안녕을 지켜낸 '유토피아'와 같은 정신적 균형 감각이라고 할 수 있다.

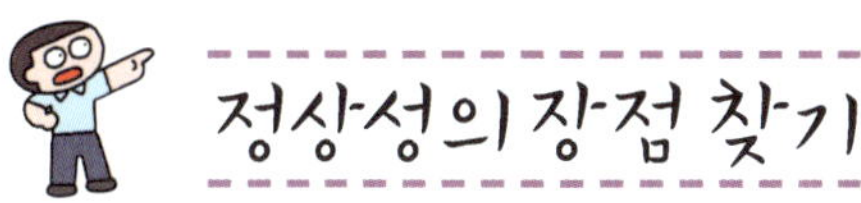

정상성의 장점 찾기

정상성이라는 것은 언뜻 쉬워 보이지만 무척 어려운 개념이다. 또 정상적인 삶을 사는 것도 그리 쉽지 않다. 개인이 병 없이 건강하게 사는 것도 좋은 일이지만, 모두가 정상적인 삶을 살기 위해 노력한다면 사회 전체가 나아질 것이라 생각한다. 이 책을 읽다가 '다 내 이야기 같아. 역시 나는 문제가 있어'라고 생각하고 자기 비하에 빠지는 사람이 있을지 모른다. 그러나 그보다는 자신이 지닌 정상성의 장점을 찾기 위해 적극적으로 노력해 보는 것은 어떨까? 어두운 면을 들추어내기보다 정상적으로 잘 굴러가는 면을 파악하는 편이 훨씬 생산적이기 때문이다.

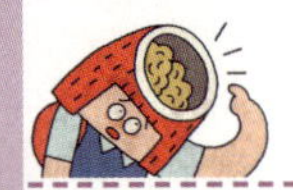

정상이라고 다 건강할까?

　　어느 날, 미희 아버지가 건강 검진을 받기 위해 새벽부터 약을 먹고 화장실을 들락날락하셨다. 아침에 나가시는 표정이 좋지 않아 보였다. 작년 건강 검진 때에 지방간에다 간 수치가 높다는 진단을 들은 데다, 대장 내시경으로 용종을 발견해서 제거술을 받았기 때문이다. 미희도 아버지의 건강이 많이 걱정스러웠다. 저녁에 돌아와 보니, 아버지가 기분 좋게 맥주를 드시고 계셨다. 미희를 보시자마자, "모두 다 정상이란다. 지방간도 아니고, 간 수치도 좋고, 대장도 깨끗하대!" 하면서 좋아하셨다.

　"아빠, 술도 자제하시고 열심히 운동하신 보람이 있네요."

　"그렇지? 자, 기분이다!"

아버지가 지갑을 꺼내 용돈을 주셨다. 미희는 용돈을 받고 기분이 좋았다. 문득, 건강 검진에서 정상이라는 결과가 나온 것과 건강한 것에는 어떤 차이가 있는지 궁금해졌다. 건강함과 정상은 같은 말일까?

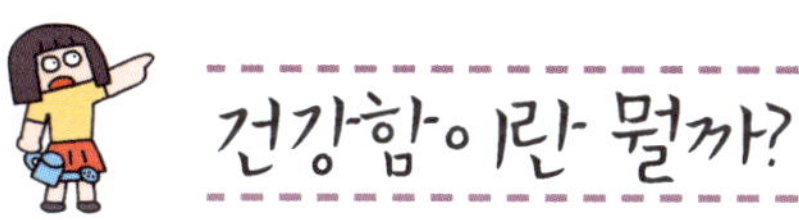

건강함이란 뭘까?

건강함과 정상은 비슷해 보이지만 다른 개념이다. 의학적으로 정상이란 '병이 될 만한 부정적인 요소는 없고, 있어야 할 것은 다 있는 것'이다. 간에 지방이 있는 경우, 어느 수치 이상으로 간 수치가 높은 경우, 없어야 할 용종이 있을 경우 비정상이라고 본다. 그리고 간에서 지방이 사라지고, 간 수치가 수준 이하로 떨어지거나 용종이 없으면 '정상'으로 판정한다. 그런데 그렇다고 해서 건강하다고 할 수 있을까?

나안 시력이 0.3일 경우 안경을 쓰면 생활에 불편함이 없으므로 정상이라 할 수 있다. 그러나 시력이 1.0 이상이어서 안경 없이도 잘 보이는 사람들에 비하면 시력이 좋다고 말할 수 없다. 다른 사람의 감정을 이해하고 자신의 감정을 표현하는 일이 어느 정도 가능하다면 살아가는 데 큰 문제는 없을 것이지만, 공감 능력이 떨어지면 관계를 맺기 어려울 것이다. 그리고 공감을 잘하는 사람은 다른 사람과 관계를 맺는 데 더 능숙하고 갈등이 생기지 않는다. 다시 말해, 100미터를 천천히 뛰어서라도 1분 안에 들어오면 정상 범위에 속한다. 우사인 볼트처럼 뛰어나게 잘하는 사람을 포함한 90퍼센트의 사람들이 정상 범위 안에 있는 것이다.

이와 같이 병리가 없다는 것은 정상일 수는 있어도 건강한 것은 아니다. 즉, 건강함은 정상보다 더욱 높은 수준을 일컫는다. 그렇다고 최고의 기능을 보이는 사람만 건강하다고 할 수는 없다. 그렇다면 우사인 볼트를 제외한 나머지 사람은 '정상'일 뿐, 건강한 사람은 아무도 없을 것이다. 그러므로 평균값 내지는 중간보다는 높은 수준을 꾸준히 유지한다면 건강한 상태이지 않을까?

시험을 앞두고 늦은 시간까지 공부하고도 아침에 일어나서 피곤함을 느끼지 못하거나 밤을 새워도 시험에서 집중력을 발휘할 수 있는 사람과 밤에는 평소처럼 자야 다음 날 생활이 가능한 사람 중에 누가 건강한가? 전자가 더 건강하다고 볼 수 있지만, 그렇다고 후자가 비정상이라고 할 수는 없다.

말하자면 건강함은 정상이므로 안심할 수 있는 수준이 아니라, 적극적이고 활기차게 살아가는 수준을 가리킨다. 칙센트미하이는 『몰입의 즐거움』에서 적극적으로 집중하다 보면 시간의 흐름을 잊어버리고 최대한 능력을 낼 수 있는 '몰입'이 중요하다고 말했다. 다시 말해, 자주 몰입하고 이 상태를 오래 지속할 수 있는 사람이 건강한 것이다.

그러므로 미희 아버지가 했던 건강 검진은 정확히 말하면 '정상인지 확인하는' 것이지, 건강한지 확인하는 것이 아니었다. 미희 아버지의 건강함을 확인하려면 오래달리기, 집중력 검사, 기억력 검사, 업무 효율성 평가, 근육량 등을 측정해서 평균적인 수준과 비교해야 한다.

두 번째로, 병의 원인이 될 만한 부정적인 심리보다는 긍정적인 심리를 평가하여 건강한지 판단한다. 사람을 온전히 사랑할 수 있는 마음, 직업을 유지하는 능력, 부당한 일을 겪거나 위기가 왔을 때 용기를 낼 수 있는 힘, 대인관계가 원만하고 갈등을 중재할 수 있는 능력, 먹고살기 위한 직업뿐 아니라 문화 예술적인 취미 생활을 즐길 수 있는 마음가짐, 누군가가 자신에게 피해를 주었다면 반드시 복수하겠다며 칼을 갈기보다는 용서할 수 있는 포용력, 미래를 예측하고 준비하는 능력, 자신의 일을 통찰하고 세상을 바라보는 지혜 등은 긍정적인 요소다. 이런 요소를 많이 지닌 사람일수록 건강하다고 말할 수 있다.

세 번째로, 생물학적 나이에 비해 얼마나 성숙한지 확인한다. 나이가 들었는데도 충동적이고 이기적이라면, 운동선수와 같은 체력을 갖췄다고 해도 건강한 사람이라고 하기는 어렵다. 발달과 성숙은 이기적인 태도에서 벗어나 이타적으로 변화하는 것, 한 가지 문제에 여러 가지 답이 있다는 사실을 깨닫는 것, 모든 일을 완벽하게 해내야 한다는 강박에서 벗어나 인간의 불완전성을 인정하는 태도를 포함한다. 경험을 통해 이런 사실을 깨달은 사람은 신체적 건강함보다 중요한 정신적 건강함을 갖춘 사람이다.

네 번째로는 주관적이며 개인적인 만족감을 평가한다. 남들이 보면 부족한 면이 있거나 만족스럽지 않은 상황일지 몰라도, 이를 인정하면서도 자신의 삶과 인생에 만족할 수 있는 능력은 건강함을 평가하는 데 매우 중요한 요소다. 한편 힘든 일을 경험했을 때에나 실패와 좌절을 겪으면서 부정적인 감정에 휘둘릴 위기에 처했을 때, 그 상태에 머물지 않고 나쁜 상황이 끝날 때까지 버티는 힘도 긍정적인 만족감이 주는 힘이다.

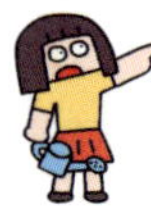

정신적 건강함 유지하기

인간은 스트레스를 피할 수 없다. 어쩔 수 없는 상황 때문에 견디기 어려울 만큼 엄청난 스트레스를 받을 때가 있다. 이때 건강한 사람은 그렇지 않은 사람에 비해 스트레스에 잘 대처하고, 스트레스로 인한 타격에서 쉽게 회복할 수 있다. 이를 회복력(resilience)◆이라고 한다. 스트레스 상황에 처했을 때 혼자 모든 일을 해결하려고 하거나 무조건 버티려 하기보다는 외부의 도움을 적극적으로 찾는 사람이 회복력을 발휘한다.

예전에 겪었던 고통스러운 일과 비슷한 상황이 또 발생했을 때, 회복력이 뛰어난 사람은 어떻게 대처할까? 다음 중 하나를 골라 보자.

회복력
어떤 자극으로 달라진 상태가 다시 원래의 상태로 되돌아오는 힘

① 더 좋은 앞날을 기대하며 지금의 고통을 달랜다.

② 살면서 고통을 겪을 수밖에 없다는 사실을 인정하고 현실을 받아들인다.

③ 자신을 피해자가 아닌 생존자라고 여긴다.

④ 더 행복한 일을 상상한다.

찬찬히 살펴보면 네 가지 모두 괜찮은 선택이다. 이렇게 생각하지 못하고, 비관적인 생각만 하거나 왜 이런 일이 생겼는지 자책하거나 모두 자신의 탓이라고 여기면서, 더 끔찍한 일이 생기리라고 상상하는 사람도 있다. 그에 비해 위의 예는 정상적인 사고방식에 속한다. 그러나 이 중 가장 건강한 회복력을 가진 사람을 고르라면 피해자가 아닌 생존자라고 여기는 사람이다. 지금의 상황이 최악은 아니라고 생각하고 감사할 줄 안다면 빨리 회복될 수 있다.

이렇듯, 건강한 상태는 정상적인 것만을 의미하지 않는다. 좋은 음식을 먹고, 운동하고, 잘 자는 것만으로는 건강할 수 없다. 건강을 유지하는 것도 쉬운 일이 아니다. 신체뿐 아니라 정신적으로도 건강할 때, 건강하기 위한 여러 가지 요소를 모두 갖추고 있을 때 건강해질 수 있다. 나쁜 요소가 생기지 않도록 하는 것도 중요하지만, 건강에 필요한 요소들을 잘 갖출 수 있도록 평소에 노력해야 한다. 그래야 피할 수 없는 위기가 왔을 때 무너지지 않고, 상처를 입더라도 남보다 빨리 정상인 상태로 복귀할 수 있다.

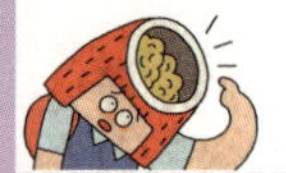

성격은 타고날까, 만들어질까?

흔히 "저 친구는 성격이 문제야"라고 말한다. 어떤 사람이 문제가 되는 행동을 할 때 그것이 일시적이라고 보이지 않거나, 특정한 사람이나 상황에서만이 아니라 반복적으로 관찰되거나, 누구를 만나든 그의 태도가 사람들과 어울리는 데 문제가 될 때 '성격이 문제'라고 말한다.

그런데 성격에 대해 이야기하면서 A형이라서 소심하다거나 AB형이라서 까칠하다는 둥 타고난 체질을 강조하기도 하고, "가정교육을 어떻게 받았기에 성질이 저 모양이야?"라며 자라면서 겪은 경험을 중요시하기도 한다. 좋은 성격은 '우월한 유전자'를 물려받았다는 부러움을 사며, '좋은 집안에서 잘 자라난 인격체'로 부모까지 칭찬받는다. 그러나 나쁜 성격일 경우 체질과 경험에 모두 문제가 있다고 여기는데, 도대체 무엇이 먼저인지 궁금해진다. '닭이 먼저인지, 달걀이 먼저인지' 같은 답이 없는 문제는 아니지만, 이와 관련해서 생각해 볼 점이 많다.

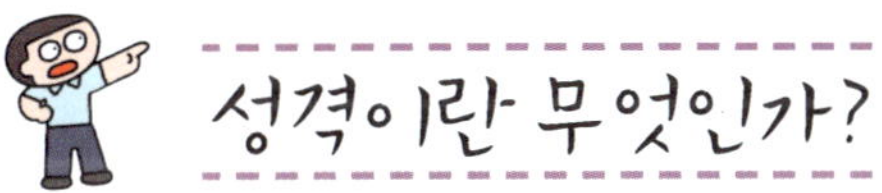

성격이란 무엇인가?

성격이란 '정체성의 핵심을 형성하는 생각, 판단, 감정 반응의 패턴으로, 오랫동안 반복적으로 지속되며 어떤 환경에든 일관되게 나타나는 것'으로 규정할 수 있다. 인간은 환경에 적응하기 위해 외부 환경과 내적 시스템 사이에서 끊임없이 타협한다. 그 결과, 개인적으로 가장 편안하고 잘 흘러간다고 느끼게끔 생각하는 법이나 생리적 반응이 완성된다. 그러면 언제, 어디에서건 1차적으로는 그 방식대로 반응하게 되며, 상황에 따라 이 방식이 적절하지 않다고 여기면 이를 잠시 숨기고 2차적으로 준비된 레퍼토리를 사용한다. 이는 일시적이고 한정적인 상황에만 사용하는 카드이지, 마스터키는 아니다. 즉, 사람의 성격은 기본적으로 통용되는 마스터키를 지닌 채, 상황에 따라 적절히 사용할 수 있는 열쇠를 들고 다니는 열쇠 수리공과 같다.

고지식하고 융통성 없는 사람은 언제, 어디에서든 대인관계의 문을 열기 위해 무조건 마스터키부터 집어넣고 보는 사람이다. 이와 달리 상황에 따라 대처하는 사람은 마스터키는 갖고 있지만 상황에 따라 어떤 열쇠를 꺼내서 사용할지 잘 아는 사람이다. 마스터키와는 전혀 다른 성질의 것이라도 일시적으로 다른 열쇠를 쓰는 데 별로 주저하지 않는 셈이다.

다시 말하면 성격이란 기본적으로 지닌 다양한 세트가 있으며, 가장 먼저 꺼내 쓰도록 지정되어 있는 방어 기제, 생각의 패턴, 반응법, 감정 반응의 모음이라고 할 수 있다. 성격은 10대부터 서서히 형성되어 20대에 대부분 완성되고 그 후로는 크게 변하지 않는다. 그래서 어른이 되어 초등학교 동창을 만나면 성격이나 태도가 많이 다르다고 느끼지만, 고등학교나 대학교 친구는 60세에 만나도 큰 차이가 없다. 그리고 삶에서 경험하는 사건도 10대 중·후반까지는 성격 형성에 많은 영향을 미치지만, 30세가 넘어서 경험하는 사건은 증상을 만들거나 삶에 굴곡을 만들 수는 있지만 성격을 바꾸지는 못한다고 한다.

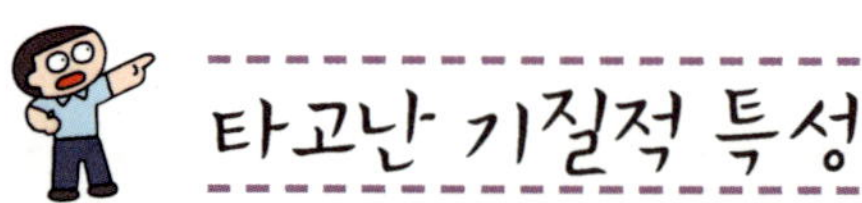

타고난 기질적 특성

성격 구조에 대해 이야기할 때 기초 토대가 되는 성질을 살펴보자. 흔히 "그놈 성질머리 하고는……"이라든가 "성질이 더럽다"는 말을 하는데, 성질은 왠지 고쳐지기 어려운 타고난 면처럼 느껴진다.

성질이란 말은 성격에 비해 타고난 생물학적 바탕을 강조하는데,

이 두 가지는 아주 예전부터 본성과 양육(nature vs. nurture) 논쟁을 일으켰다. 그리스의 철학자 플라톤(Platon)은 5가지 성격 유형을 나누면서 환경의 영향으로부터 독자적인 타고난 면이 있다고 주장했다. 독일의 정신 병리학자 크레치머(Ernst Kretschmer)도 사람의 생김새와 골격형으로 성격 유형을 나누었는데, 우리나라의 관상과도 유사한 측면이 있다. 현대에는 코스타(Costa)와 맥크래(McCrae)의 5가지 성격 특성 요소(Big five personality traits)가 유명하다. 그는 성격 요소에 신경성, 외향성, 개방성, 친화성, 성실성의 5가지 유형이 있으며, 이는 타고난 것이어서 자라면서 경험하는 것과는 독립적인 기질 특성이라고 주장했다.

이런 주장은 쌍둥이 연구와 같은 유전생물학적 연구를 통해 입증되었다. 기질적인 특성은 태어날 때부터도 관찰된다. 미국의 정신과 의사인 토머스(A. Thomas)와 체스(S. Chess) 부부는 1950년대 뉴욕에서 태어난 갓난아기들의 움직임, 안겼을 때의 반응의 민감성, 리듬, 초기 반응, 산만함, 수면의 안정성, 집중력의 유지 시간 등 9가지 변수를 측정했다. 까다롭고 짜증을 자주 내거나 우는 까다로운 기질(10퍼센트), 정상적인 식습관과 수면 습관을 갖고 새로운 환경에 쉽게 적응하는 순한 기질(40퍼센트), 새로운 환경에 적응이 늦고 활동량이 적지만 익숙해지면 서서히 긍정적으로 반응하는 느린 기질(15퍼센트)로 아이들의 65퍼센트를 분류할 수 있었다.

그 후로 10여 년간 아이들이 자라나는 과정을 추적 관찰했고, 놀라운 결과를 도출해 냈다. 10대 중반이 되어도 갓난아기 때 분류한 기

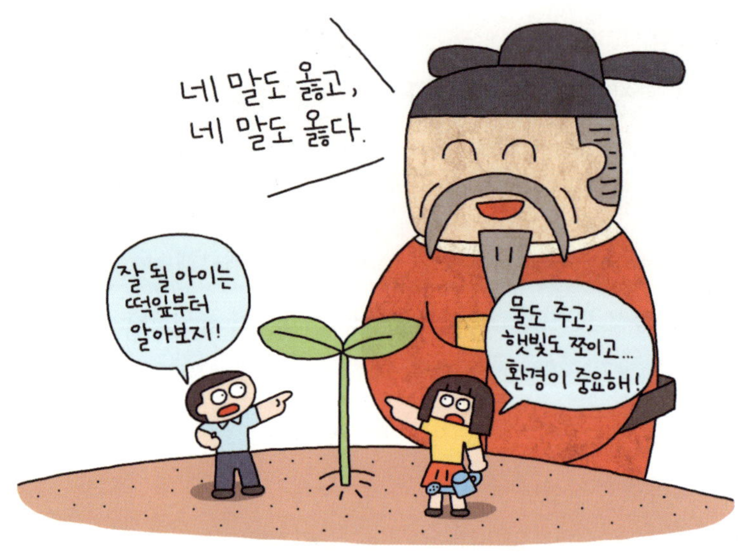

질에서 크게 벗어나지 않았다는 것이다. 다소간의 성격 차이는 있었지만, 까다로운 아이는 여전히 까칠하고 예민했으며 공격적인 면이 있는 아이로 자라났고, 순한 아이는 배려심이 있지만 소심해서 새로운 것을 시도하지 못하고 내성적인 아이로 자라났다. 기질적 특성은 조금씩 달라지기는 하지만 크게 변하지 않는 것이다.

환경이 미치는 영향

자라면서 경험하는 환경의 영향에 대해 생각해 보자. 수많은 교육학자나 정신 분석가는 어릴 때의 경험이 중요하다고 강조한다. 프로이트는 태어나서 네다섯 살 때까지의 기억이 인생을 결정한다면서 오이디푸스 콤플렉스의 중요성을 강조했다. 로크(John Locke)◆는 더욱 급진적이어서, 누구나 똑같은 빈 서판(tabular rasa)을 갖고 태어나며 그 위에 무엇을 쓰느냐가 중요하지 토양은 기본적으로 같다고 가정했다. 이후에 행동학자 스키너는 파블로프를 계승해서 인간의 행동은 학습되며 어떤 조건을 부여하느냐에 따라 행동을 변화시키고 그 결과를 확정할 수 있다고 여겼다. 그 외에도 반두라(Albert Bandura)◆의 사회학습 이론◆, 에릭슨(Erik Erikson)의 발달 이론◆ 등도 인간의 환경을 중요시한다.

타고난 면과 자라면서 경험하는 사건은 성격 형성에 모두 중요하다. 만약 타고난 기질이 같다면 똑같은 삶을 살게 될까? 환경도 같고 경험하는 것도 같다면 그럴 것이라고 추측할 수 있다. 그렇다면 다음의 사례를 살펴보자.

존 로크 (1632~1704)
영국의 철학자이자 정치사상가로 경험주의 철학의 기초를 다졌다.

반두라의 사회 학습 이론
캐나다 심리학자인 반두라가 사람의 행동은 다른 사람의 행동이나 어떤 주어진 상황을 관찰하고 모방함으로써 이루어진다고 주창한 이론

에릭슨의 발달 이론
인간의 발달은 생물학적 요구와 사회적 압력이 상호 작용하면서 이루어지는 자아의 발달에서 비롯된다는 사회 심리적 발달 이론.

사주팔자, 혈액형, 유전자마저 100퍼센트 같은 일란성 쌍둥이이면서, 평생을 함께 생활할 수밖에 없었던 결합 쌍둥이인 이란의 랄레흐, 라단 비자니 자매가 있었다. 이들은 29세가 되어 생명의 위험을 무릅쓰고 분리 수술을 결정했다. 두 사람은 "우리는 세계관도 다르고, 생활 방식도 다르며, 생각하는 방식도 다르다"라고 말했다. 한 명은 테헤란으로 건너가 기자가 되고 싶었고, 다른 한 명은 고향에 남아 변호사가 되고 싶어 했다. 유전자뿐 아니라 생활까지 똑같이 해 왔는데도 두 사람은 성격도, 생각도, 인생의 목표도 달랐다. 그래서 서로 다른 삶을 살기로 결정하고 죽음을 무릅쓰며 수술을 결정한 것이다. 싱가포르에서 수술을 받던 자매는 결국 사망하고 만다. '나만의 개성'을 추구하고 소유하고 싶은 욕망은 죽음을 무릅쓸 정도로 강한 것이다.

그렇다면 유전자가 같고 자라난 환경이 다른 경우에는 어떨까? 1979년 미국 오하이오 주 서부 출신의 일란성 쌍둥이 남자 형제가 각각 다른 집에 입양되었다가 40세에 재회했는데, 헤어스타일을 제외한 목소리와 얼굴은 구분하기 어려울 정도로 닮았다. 병력도 비슷해서 고혈압과 치질, 편두통이 있었고 좋아하는 담배 브랜드도 같았다. 흥미롭게도 두 사람 모두 개조한 자동차로 경주하는 것이 취미였고, 야구를 싫어했다. 두 사람 모두 목공소를 운영하며, 좋아하는 휴가지도 같고, 애완견 이름도 토이였다. 게다가 린다라는 여성과 이혼하고 베티라는 여성과 재혼한 것도 같았다.

유전자가 같은 상태에서 독립적으로 선택해야 할 상황이 오면 1차적인 선택은 같을 수 있다. 비자니 자매는 개성을 추구하는 본능적인 욕구가 기질적인 선호도와 부딪치면서 자신만의 것을 선택했고, 이런 경험이 쌓이다 보니 유전자가 100퍼센트 같아도 서로 다른 성격을 갖게 되었다. 인간은 사회적 동물이므로 생존을 위해 남들을 따라 하는 순응 욕구가 강한 동시에 사회에 더 잘 적응하기 위해 경쟁자와는 다른 방향으로 진화·발전하려고 다르게 행동하는 '차이에 대한 욕구'도 끊임없이 작동한다. 이런 차이는 두뇌, 시냅스(Synapse)◆, 유전자의 차이를 만들어 내게끔 촉구한다. 이런 식으로 인간은 자신만의 개성을 형성한다. 결국 인간에게 환경은 고정된 실체가 아니라 행위자가 능동적으로 선택하는 영향들의 독특한 구성물이다. 특정한 유전자를 가진 사람이 특정한 환경을 경험하고 선택할 가능성은 높다. 그러나 꼭 그 환경을 선택한다고 정해져 있지는 않다. 그래서 이 세상에는 같은 사람이 한 명도 없다.

중요한 것은 인간이라는 텃밭에 심는 것과 가꾸는 방법, 그해에 가뭄이 들거나 홍수가 나는 등의 외적 경험이 인간 농사의 성공과 실패를 결정짓는다는 것이다.

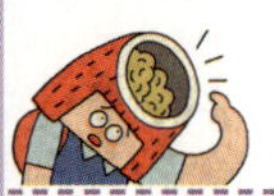

프로이트는
왜 인간의 정신을 연구했을까?

사람의 마음을 이해하는 것만큼 매력적인 일이 또 있을까? 그 사람이 인식하고 이해하는 의식 세계가 아니라 생각과 행동에 막대한 영향을 미치는 무의식의 세계를 탐구해서 파악할 수 있다면 말이다. 더 나아가 해결하지 못하던 마음의 병을 치유할 수 있는 방법이 있다면?

20세기 초엽, 오스트리아의 의사 프로이트(Sigmund Freud)◆는 정신 분석을 통해 치유할 수 있다고 주장했다. 정신 분석은 과학 기술의 발달로 뇌와 인간 행동에 대해 수많은 지식을 얻고도 여전히 인간의 마음을 이해하는 방법론이자 치료법으로 중요한 자리를 차지한다.

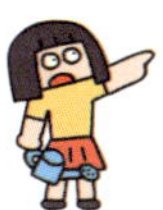

정신 분석을 위한 프로이트의 여정

유대인이었던 프로이트는 1856년 오스트리아의 모라비아에서 태어나 비엔나로 이주했다. 소수 민족인 유대인은 정계에 진출하거나 사회적으로 명망 있는 직업을 갖는 것이 쉽지 않았기 때문에 대부분 상인이나 의사, 교수가 되었다. 프로이트도 의대에 들어갔다. 비엔나 의과 대학을 졸업한 후, 당시 유럽에서 첨단 과학으로 알려진 생리학 등을 실험했는데 신경학에 관심이 많았다.

프로이트는 정신 질환의 치료법은 없는지 궁금했다. 당시에는 정신분열증과 같은 중증 질환은 격리 수용 말고는 치료 방법이 없었다. 1950년 대에 들어서야 클로로프로마진이라는 항정신병 약물이 개발되어 증상을 완화시킬 수 있게 되면서 적극적으로 치료할 수 있었다. 프로이트의 시대에는 우울증, 불안증, 함구증, 손발이 마비되는 히스테리성 전환 장애와 같은 상대적인 경증 질환은 위험하지 않으니 격리 치료를 할 필요가 없었지만, 치료법이 있는 것도 아니었다. 프로이트는 치료법을 발견하고 싶었다.

1885년에 당시 프랑스에서 신경병으로 유명세를 떨치던 샤르코(Jean Charcot)에게 연수를 갔는데, 그는 최면 상태에서 환자에게 암시를 걸어 증상에서 벗어나게 했다. 이 방법이 인상 깊었던 프로이트는 비엔나로 돌아

> **프로이트
> (1856~1939)**
> 오스트리아의 정신과 의사로 고전적 정신 분석 이론을 수립하여 정신 의학 분야뿐만 아니라 현대의 문화와 예술에 큰 영향을 미쳤다.

와 최면 요법을 신경증 환자에게 적용했다. 몸과 마음의 기능이 분리된 것을 암시와 최면으로 재통합할 수 있으리라고 생각했던 것이다.

프로이트는 자신을 치료해 준 내과 의사 브로이어(Joseph Breuer)에게 안나 오(가명)라는 히스테리 환자를 1882년에 진료했다는 이야기를 들었다. 21세의 여성으로 몸 한쪽이 마비되고 말을 못하며 반복적으로 기침하는 것이 증상이었는데, 처음 증상이 생겼을 때의 상황에 대해 이야기하면 증상이 사라졌다. 프로이트는 히스테리 증상이 처음 생겼을 때 경험한 사건을 회상하도록 하는 기법이 효과가 있으며, 기억을 되살려 그 사건과 함께 느낀 정서를 재경험하면 증상이 소실된다는 것을 밝혀내 1895년 책에 실었다. 그 책이 처음으로 정신 분석에 대해 다룬 『히스테리 연구(*Studies on Hysteria*)』였다. 그런데 이마에 손을 얹고 암시를 주는 것만으로는 한계가 있다는 사실을 깨닫고, 환자가 편안히 누워서 생각나는 대로 이야기하면 환자가 의식하지 못한 것을 기억하는 데 도움이 된다는 것을 발견했다. 이를 자유연상(free association)이라고 부르는데, 정신 분석의 가장 기본적인 기술이다.

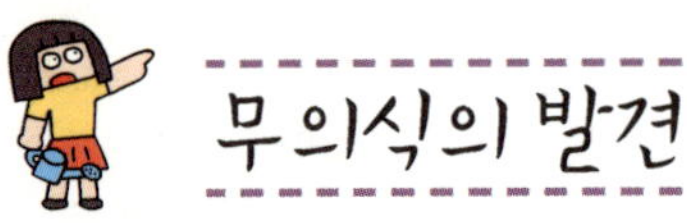

무의식의 발견

프로이트는 가장 고전적인 정신 분석 이론을 수립한다. 과거에 경험했던 것 중에 의식적으로 용납하기 힘들어서 상처가 된 기억이 있다면, 그 기억은 너무 아프고 괴롭기에 의식 깊숙한 무의식의 영역에 갇혀 버린다. 이는 완전히 사라지지 않고 무의식에 가라앉은 채, 다양한 형태로 의식 위로 올라오려 하거나 의식 세계에 영향을 미친다. 그 결과, 의식 표면에 감정이나 환상이라는 변형된 상태로 나타나 사람의 의식과 행동에 영향을 미쳐 '증상'을 형성한다. 그러므로 무의식에 가라앉아 보이지 않는 기억을 자유 연상을 통해 끄집어내어 현재의 기억과 재통합하도록 유도하면 결과적으로 증상이 사라진다는 것이다.

여기에서 무의식(無意識)은 의식이 없는 상태가 아니고 의식 아래의 그 무엇(unconscious)이다. 프로이트가 말한 정신 분석의 두 가지 가설 중 하나가 정신 결정론(psychic determinism)인데, 오늘 무엇을 생각하고 어떻게 행동하느냐 하는 것은 모두 과거 경험의 영향을 받아 이루어진다는 이론이다. 두 번째는 무의식의 중요성으로, 인간의 행동에는 의식보다 무의식이 훨씬 크게 작용한다는 것이다. 빙산의 일각이라는 말처럼, 바다 위에 떠 있는 빙산은 눈에 보이는 것보다 잠겨 있는 부분이 훨씬 크기 때문에 겉으로 드러난 모습만으로는 빙산의 크기를 짐작할 수 없다. 이렇듯 실제로 의식이 차지하는 비중은 훨씬 적을 것이라고 프로이트는 생각했다.

이후 프로이트는 본격적으로 환자를 치료하고 자신의 무의식을 분석하면서, 정신 분석을 하나의 이론이자 획기적인 치료법으로 발전시켰다. 수세기 넘게 종교나 신화의 영역에 속해 있던 꿈과 무의식을 인간의 정신을 이해하는 가장 중요한 요소로 도입한 것이다. 이로써 어떤 방법으로도 해결하지 못한 문제를 치료할 수 있는 방법을 개발했다. 그래서 어떤 이는 20세기 인간의 위대한 발명품을 두 가지 꼽으라면 뤼미에르 형제가 만든 '영화'와 프로이트의 '정신 분석'일 것이라고 말했다. 공교롭게도 모두 인간의 '꿈'을 다룬다. 하나는 꿈을 보여 주고, 다른 하나는 꿈을 분석한다.

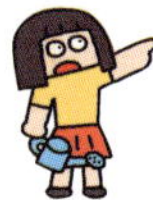

현대에 미친 정신 분석의 영향

정신 분석은 프로이트의 사후에도 지속적으로 발전했다. 현대 정신 분석학은 자아심리학, 대상관계이론, 자기심리학을 넘어서 상호주관성(intersubjectivity)을 중요하게 여긴다. 이러한 맥락에서 볼 때, 1900년대 초반 프로이트의 책에서 다룬 정신 분석과 지금의 정신 분석은 뤼미에르 형제의 짧은 무성영화 필름과 할리우드의 블록버스터만큼이나 다르다.

그러나 정신 분석은 프로이트의 생전은 물론 지금까지도 공격받는다. "지나친 성 결정론이다", "모든 아들이 어머니와 자고 싶어 근친상간을 소망한다는 것이 말이 되느냐", "어릴 때 정신적 외상을 입은 사람은 모두 정신적으로 문제가 있다는 말이냐" 등이 대표적이다. 이런 비판은 "꼭 성 결정론만 있는 것은 아니다. 일종의 비유다", "정상 발달의 관점이나 애착과 대상 관계의 측면에서 볼 때 공통적인 현상이라 볼 수 있다. 그리고 정신 치료를 하다 보면 인간의 초기 경험이 반복되는 과정을 재연하게 되는데, 오이디푸스 콤플렉스의 흔적을 볼 수 있다", "현대 정신 분석은 자아의 조정 능력을 더 중요하게 본다"라는 의견으로 반박된다.

뇌 과학이 발달하고 다양한 약이 개발되어 임상에 사용된 20세기 후반 이후로 정신 분석 이론의 세력이 급격히 줄어든 것은 사실이다. 훨씬 효과적이고 빠르게 환자를 치료할 수 있기 때문이다. 그래서 정신 분석은 특수한 일부 환자를 대상으로 적용할 수 있는 치료법이고, 그보다는 문학이나 예술 작품을 비평하는 데에나 쓸모가 있으며, 의학이 아니라 인문학의 범주에 속한다며 극단적으로 평가하는 사람들도 있다.

그렇지만 프로이트가 내놓은 정신 분석은 인간 행동과 심리를 이해하는 강력한 도구이다. 오랜 시간 동안 많은 노력과 비용을 들여야 하는 정신 분석은 효율성이나 경제성의 측면에서는 대중적으로 적용하기 어렵지만, 그 깊이와 효과 면에서 볼 때에는 장인이 한 땀 한 땀 세밀하게 수공업으로 작업하여 만든 고품질의 명품과 같다.

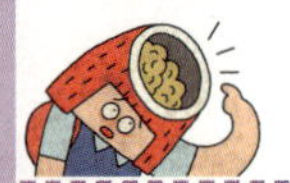

인간을 이해하기 위한 정신 분석

오른쪽 그림을 보면 무엇이 떠오르는가? 어디인지 알수 없는 초현실적인 배경, 시계는 초콜릿처럼 흐물흐물해서 나뭇가지와 책상에 널려 있다. 달리(Salvador Dalí)*의 〈기억의 영속성(*The persistence of memory*)〉이라는 작품이다. 이전까지의 미술은 신화가 아닌 한, 존재하는 현실을 배경으로 그렸다. 그런데 이 그림을 보면 현실 세계의 어느 곳도 떠오르지 않는다. 달리가 꿈속 세계에서 경험한 것을 그리지는 않았을까 조심스럽게 추측해 볼 뿐이다. 그가 이런 그림을 그릴 수 있었던 데는 정신 분석이 영향을 미쳤다.

1901년생인 달리는 마드리드 미술학교를 다니던 젊은 시절에 프로이트의 『꿈의 해석』을 읽고 감동을 받았으며, 그에 대한 존경심을 여

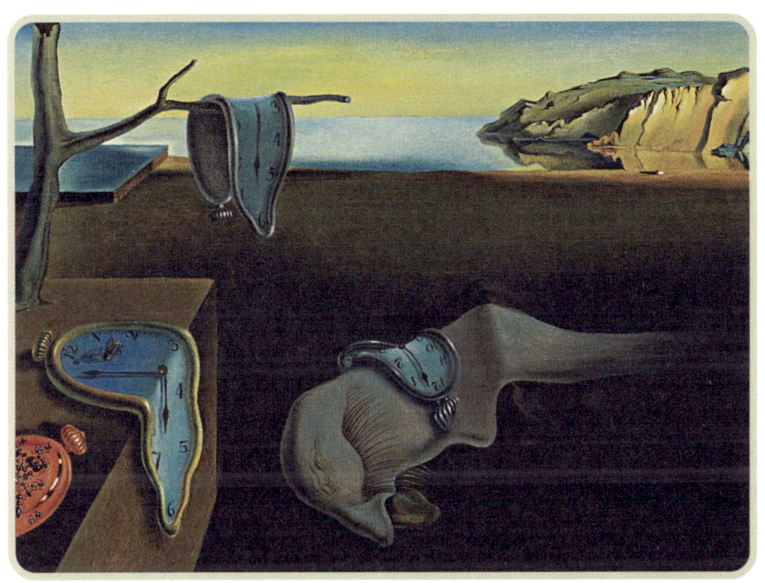

〈기억의 영속성〉 살바도르 달리, 1931년, 캔버스에 유채, 24×33cm, 뉴욕 현대미술관 소장

러 번 표현했다고 한다. 프로이트가 죽기 직전인 1938년에 드디어 프로이트를 만난 달리는 그의 초상화를 스케치했다. 고전적인 미술을 좋아하던 프로이트는 달리의 초현실주의가 정신 분석의 영향을 받았다는 사실을 탐탁하게 여기지 않았지만, 달리를 만난 이후 초현실주의 미술에 대해 호기심과 애정을 느꼈다고 한다. 어찌 되었건, 달리의 초현실주의나 샤갈의 비현실적 그림들은 정신 분석의 영향에서 자유로울 수 없다. 모두 무의식의 세계를 화폭 안에 구현했기 때문이다. 이성적 논리나 시간의 연속성에서 자유롭고 본능에 충실한

달리
(1904~1989)
의식 속의 꿈이나 환상의 세계를 표현한 에스파냐의 초현실주의 화가

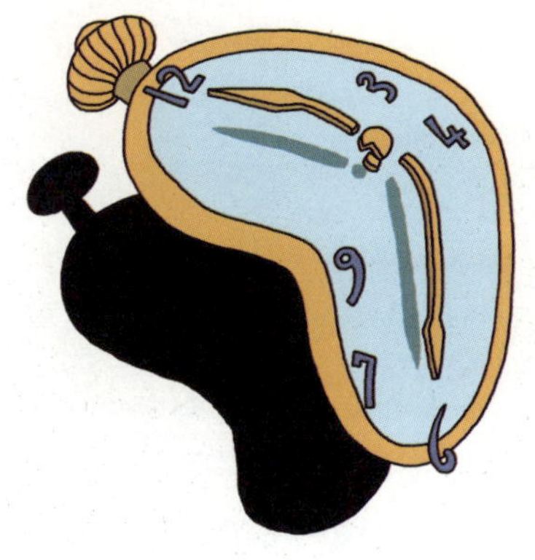
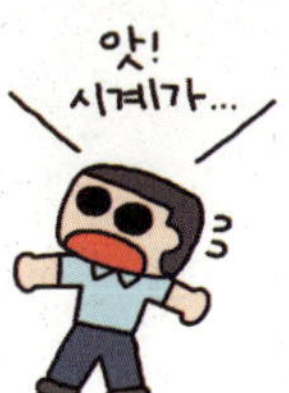

무의식의 세계가 인간의 내면에 있다는 것을 밝힌 프로이트의 정신 분석은 20세기 예술에 새로운 문을 열어 주었다. 그러므로 정신 분석의 기본 개념을 찬찬히 살펴보자.

무의식의 개념을 세운 프로이트는 곧 모든 무의식이 병을 일으키는 것은 아니라는 사실을 깨달았다. 또한 무의식은 모든 사람에게 존재하고, 치료 중에 환자가 기억해 내는 것이 실제가 아닌 환상일 수도 있음을 발견했다. 그리고 무의식에서 의식으로 바로 드러나는 것이 아니라, 더욱 복잡한 시스템이 존재하리라고 생각했다. 그 결과 무의식과 의식 사이에 '전의식(preconscious)'이라는 중간 단계를 새롭게 구상했다. 의식이 될 듯한 내용이 무의식과 의식 사이의 개념적 단계에 있는데, 그 안에서 의식적으로 받아들일 수 있도록 재포장되거나 방어 기제가 작동하는 식의 일이 일어난다고 보았다.

프로이트는 깊숙한 곳에서 의식 표면으로 드러나는 데 집중하는 선형적 모델로는 인간의 광대한 정신세계를 온전히 이해하기 어렵다는 결론에 도달했다. 대신 인간의 정신세계를 대표하는 세 가지 중재자(agency)로 자아, 초자아, 이드라는 개념을 설정하고, 이들이 상호 작용하면서 각각 외부 현실과 관계를 맺는 역동적인 시스템이라고 여겼다. 즉, 무의식의 내용을 의식 수준까지 올라오지 못하게 방어하는 데 성공했는지의 여부를 보는 관점에서 서로의 기능적 상호 작용과 이를 통한 현실 적응이라는 데 중점을 두게 된 것이다.

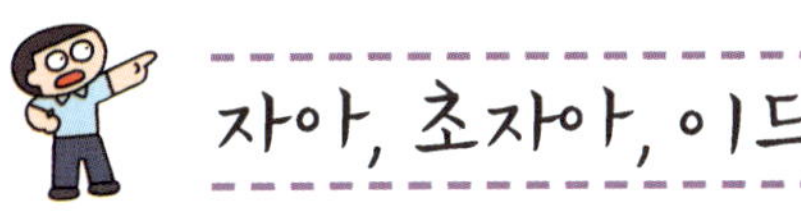

자아, 초자아, 이드

이드(id)는 무의식에서 담당하리라고 여기는 부분을 담당한다. 태어날 때 인간은 이드 덩어리로, 쾌락만을 쫓을 뿐 논리나 언어, 가치 판단과 같은 것은 전혀 갖고 있지 않다. 이드는 공격성과 성(sexuality)이라는 두 가지 욕동*으로 무장된 인간 정신의 기초 발전소와 같아서, 본능적 욕구에 충실하다.

그에 반해 초자아(superego)는 인간 정신의 경찰과 같다. 태어날 때는 없지만 자라면서 점차 발달하며, 부모가 아이에게 금지시키는 것, 사회적 관계 속에서 학습한 도덕관, 양심 같은 것이 내재화되면서 완성된다. 처음에는 혼이 나지 않기 위해 남의 물건을 훔치지 않고 귀찮아도 화장실에서 볼일을 보지만, 나중에는 양심에 걸려서 저절로 그런 행동을 하지 않게 된다. 이것이 초자아의 내재화라고 할 수 있다. 또 다른 초자아의 기능은 '되고 싶은 것, 하고 싶은 일'을 설정하는 것이다. 부모나 사회가 "넌 이런 사람이 되어야 해"라고 요구한 것이 어느새 "나는 이런 사람이 되고 싶어"라는 삶의 목표로 바뀌는 이유도 초자아 덕분이다.

이 두 중개자 사이에 끼어 있는 존재가 자아(ego)다. 자아는 의식에만 존재하지 않는다. 무의식, 전의식, 의식에 걸쳐 존재하고, 초자아와 이드는 모두 자아를 통해서만 발현된다. 자아는 초자아와 이드를 중개하고 균형을 이루며 외부 현실과 관계를 맺는다. 갈등이 일어날 때 중재하고, 괴로운 일이 기억나면 무마하거나 변형시키기도 하고, 현실에서 일어나는 일을 기록하고 감시하는 일도 한다. 이렇게 바쁜 자아가 약하거나 부실할 때 정신세계에 문제가 생기는 것이다. 이드라는 거친 동물을 잘 다스리지 못하면 충동을 조절하지 못해 말을 마구 내뱉거나, 공격적인 행동을 하거나, 윤리적으로 용납되지 않는 행동을 하게 된다. 반면 초자아라는 경찰을 잘 억제하지 않으면, 작은 일에도 큰 벌을 내리고 일거수일투족을 감시당하며 융통성이 없어지고 항상 벌을 받을까 봐 위축되어 지낸다.

그렇다면 이드와 초자아는 나쁜 것일까? 그렇지 않다. 이드가 없다면 자아는 힘을 발휘할 수 없다. 이드는 생물학적 근원을 갖는 에너지 덩어리라서, 길들여지지 않은 이드의 에너지를 중화시키고 줄이는 과정이 필요하다. 초자아가 있어야 사회적인 관계를 맺으며 평화롭게 살 수 있고, 미래의 목표와 동기를 갖고 현재의 어려움이나 귀찮음을 참고 견딜 수 있다.

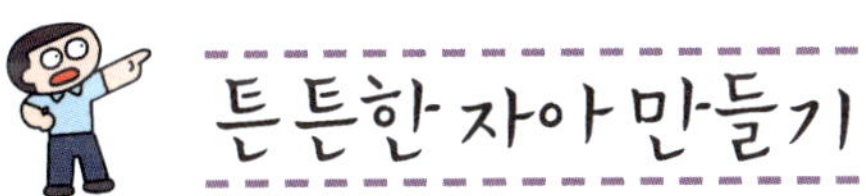

튼튼한 자아 만들기

프로이트의 이론은 한마디로 말하면 자아를 중심으로 현실, 이드와 초자아가 상호 작용하면서 잘 적응하도록 하는 것이 정신세계의 기본 틀이라는 것이다. 그리고 어느 한 축이 제대로 기능하지 못하거나 과잉으로 작동할 때 정신의 평온함은 깨지고, 우울, 불안, 실수, 좌절감, 열등감과 같은 여러 가지 괴로움을 겪는다.

그러므로 현대의 정신 분석은 자아의 기능에 주목하여, 자아가 튼튼하고 원활하게 기능함으로써 마음의 두 중재자들을 잘 조절하고, 현실과 현명하게 관계 맺으며, 덜 괴롭고 잘 적응하도록 돕는 것을 목표로 한다. 과거의 아픈 기억을 없애는 것이 아니라, 과거의 상처 역시 자신을 구성하는 일부분임을 받아들이고 기꺼이 수용할 수 있을 만큼 자아가 성장해야 비로소 성숙한 인간이라 할 수 있다.

보고 싶은 연속극의 마지막 회를 보자고 보채는 이드의 충동과 1등을 하지 않으면 견딜 수 없으니 시험 기간 내내 밤을 새도 모자라다고 다그치는 초자아의 압력이 거세지는 기말고사 전날 밤이라면, 연속극도 보고 밤을 새운 후 멍한 상태로 시험을 보는 것을 택하겠는가, 아니면 12시까지만 열심히 공부하고 잠도 충분히 잔 후 드라마는 주말에 재방송으로 보는 편을 선택하겠는가? 튼튼한 자아와 휘둘리는 자아의 차이는 이러한 것이다.

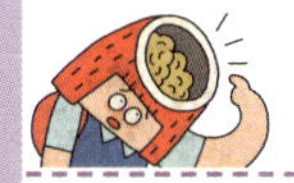

정신은
어떻게 치료하지?

영화를 보면 흔히 긴 소파에 환자가 누워 있고 뒤에 앉아 있는 의사가 "마음속에 떠오르는 것을 이야기해 보세요"라면서 듣고 있는 장면이 나온다. 프로이트가 처음 시작한 정신 분석의 원형이다. 프로이트는 말을 통해 치료가 가능하며, 얼굴을 마주 보기보다 환자가 의사와 눈을 마주치지 않은 채 소파에 누워서 말하면 훨씬 빨리 진찰이 진행된다는 사실을 발견했다. 의사의 얼굴을 보면서 자신의 말에 대한 반응을 보거나 표정 변화와 같은 비언어적 변화를 감시당하는 느낌은 편하게 말하지 못하도록 방해하는 요인이 된다고 생각한 것이다.

지금도 일주일에 4번 이상 진행하는 정신 분석이라면 소파를 사용한다. 정통적인 정신 분석은 한 세션에 45~50분, 최소 주 4회로 진행할 것을 권고한다. 그래야 무의식의 영역, 기억하지 못하는 먼 과거의 내용까지 끄집어낼 수 있기 때문이다. 일주일에 4번 이상, 적어도 3~4년은 걸리는 정통적인 정신 분석을 받기란 웬만한 결심 없이는 현실적으로 불가능하다. 그래서 요즘은 정신 분석만큼 깊이 들어갈 수는 없지만, 어느 정도의 무의식적 갈등을 다룰 수 있도록 일주일에 1~2회의 정신 분석적 정신 치료를 주로 시행한다.

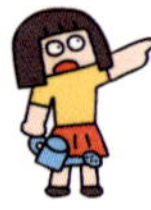

치료를 위한 첫걸음

억압된 무의식의 기억들은 의식의 삶에 영향을 주는데, 그 내용이 의식과 전의식에 미친 영향을 비롯하여 자아와 초자아, 본능 사이의 뒤틀림, 갈등과 방어 기제를 찾아내서 더 나은 삶을 살아가도록 하는 것이 정신 분석이다.

이를 탐색하려면 자아가 의식적인 방어를 풀고 충분히 퇴행(regression)해야 한다. 자아는 보통 사람들을 만나서 대화할 때와 똑같이 치료자와 상담한다. 말하고 싶지 않은 껄끄러운 부분은 빼고 넘어가거나, 자신에게 유리하게 자기만의 드라마를 만들어 이야기한다. 누구에게나 자신의 이야기를 하라고 하면 5~6시간은 떠들 만큼 미니 시리즈를 만들어 놓고 있다. 그 이야기는 자신을 주인공으로 하는데,

아프고 슬픈 내용도 있지만 자아가 견딜 수 있는 수준으로 포장되어 있고, 실제 심리에 영향을 미치는 핵심은 빠져 있다. 듣는 사람이나 말하는 사람이 서로 합의하고 공감할 수 있는 수준으로, 공인된 역사 교과서와 같다. 일반적인 대인관계에서는 이 정도만 말해도 충분하다. 그러나 갈등의 핵심을 알고 무의식이 어떻게 작용하는지 알기 위해서는 그 이상의 내용이 필요하므로, 자아가 쳐 놓은 방어막 안으로 들어가야 한다. 그러려면 환자가 치료자를 충분히 신뢰하고 방어하지 않은 채로 말할 수 있는 환경을 조성해야 한다.

그러므로 스스로 변화하고자 하는 동기가 가장 중요하다. 부모의 손에 끌려오거나, 법의 명령에 의해 정신 치료를 받는 경우에는 좋은 결과를 기대하기 어렵다. 환자는 치료 시간에 치료자를 통해 그동안 자신이 경험했던 수많은 인물 군상을 재경험한다. 그 사람의 현재는 대부분 과거에 경험했던 부모, 형제, 친구와의 상호 관계에 의해 영향을 받기 때문이다.

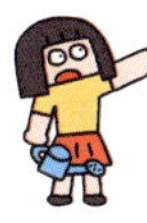

정신 치료를 위한 환경 조성

환자는 과거의 주요한 인물에 대한 감정을 무의식적으로 경험하는데, 이를 전이(transference)라고 한다. 전이는 정신 치료에서 가장 중요한 요소 중 하나다. 이를 원활히 하려면 치료자의 중립성과 익명

성이 필수적이다. 치료자가 무엇을 좋아하고 어떤 종교나 정치적 태도를 갖고 있는지와 같은 개인적 정보는 치료자라는 대상을 스크린으로 삼아 과거의 대상을 투영하여 경험하는 것을 제한할 위험이 있기 때문이다. 그래서 치료자는 환자에 대해 중립적인 태도를 지켜야 하고, 개인적인 취향에 의해 판단을 내려서는 안 된다. 개인의 취향이나 정보는 대중적으로 공개된 내용 이상 알려 줄 필요가 없다. 그래야 환자가 자유롭게 연상할 수 있다.

내가 캐나다에서 정신 분석을 받았을 때, 정신 분석가의 진료실 앞 대기실에는 항상 두 가지 잡지가 비치되어 있었고 라디오에서는 클래식이 흐르고 있었다. 나는 언제나 5~10분 전쯤 도착해서 잡지를 뒤적이고 라디오를 듣다가 시간이 되면 진료실로 들어갔다. 진료실 안에는 아무것도 없었다. 소파가 놓여 있고, 벽에는 작은 그림이 하나 걸려 있었으며, 스케줄을 적어 놓는 검은색 노트북이 있었을 뿐이다. 나는 잡지의 종류, 라디오 프로그램, 그림의 이미지 등을 통해 그의 취향을 분석하려 애썼고, 내 나름대로 연상해서 그에게 질문할 때도 있었다.

한 번은 클래식에서 소프트록 전문 방송으로 라디오 주파수가 바뀌었다. 나는 왜 라디오 주파수를 바꿨는지, 특별한 의미가 있는지 물어봤다. 치료자는 흥미 있어 하면서 도리어 내가 왜 그렇게 생각했는지 되물었고, 결국 그것이 나의 개인적 경험과 연관이 있다는 사실을 밝혀냈다. 나는 클래식을 주로 듣고 《내셔널 지오그래픽》을 정기 구독하는 백인 남성인 치료자가 고상한 상류층 이미지여서 가까이하기 어렵다고 여기고 있었다. 그런데 내가 운전할 때 주로 듣는 소프트록 전문 방송을 그도 듣는다는 사실을 발견하고 대단한 동질감을 느끼면서 한층 가까워졌다고 생각한 것이다. 그 과정을 통해, 내가 사람을 대할 때 범접하기 어렵다고 느끼는 사람에 대해 불편해하고 가까워지지 못한다는 것을 다시 한 번 확인했다.

이와 같이 정신 치료 환경은 중립적이고 개인적인 취향을 최대한 드러내지 않아야 한다. 그러나 치료자도 사람이기 때문에 경험이나 과거에 만난 대상에 영향을 받으며, 개인적인 취향이나 태도로부터 완전히 자유로울 수는 없다. 환자의 말을 듣고 질문하면서 최대한 중립적인 태도를 견지하지만, 왠지 모르게 도와주고 싶은 기분이 들기도 하고 혹은 괜히 불편하고 짜증이 나기도 하며 특정한 내용에 대해서는 참지 못하고 자신의 견해를 밝히기도 한다.

오랜 기간 수련하고도 무의식적인 감정 경험을 환자에게 되돌려주는 현상을 역전이(countertransference)라고 한다. 프로이트는 치료자가 중립적인 거울이 되어야 하므로, 역전이를 없애기 위해 최대한 노력해야 한다고 말했다. 그러나 현대 정신 분석에서는 역전이를 자연스러운 현상으로 받아들이고, 도리어 역전이가 발생했을 때 빨리 알아차려서 이를 다시 치료에 이용하는 것을 중요한 치료 기법으로 여긴다.

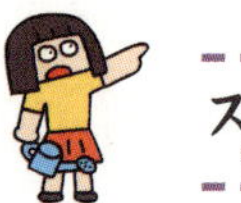

정신 치료의 진행

　환자가 치료자를 신뢰하면, 환자의 건강한 자아는 치료자와 치료적 동맹◆을 맺는다. 그리고 병든 부분이 어디인지, 도대체 어떤 문제로 병적인 행동이나 괴로움이 발생하는지 관찰할 수 있는 능력을 서서히 계발한다. 이를 관찰적 자아(observing ego)의 발달이라고 한다. 그런데 인간의 증상은 자아의 관점에서 보면 타협의 결과물이다. 더 큰 괴로움이나 감당할 수 없을 만큼 아픈 기억을 떠올리는 것보다는 다소 힘들지만 견딜 만한 증상이 낫다고 여기고 타협한 것이다.

　아프고 괴롭기는 하지만 그의 정신세계는 나름의 균형을 이루고 있다. 건강한 자아는 균형을 깨서라도 더 나은 방향으로 발전하려 한다. 그러나 전체적인 정신세계는 균형이 깨져서 혼란이 생기는 것을 싫어한다. 그래서 어느 수준 이상으로 치료가 진행되면 더 이상 진행되지 못하도록 막는 다양한 방해 공작이 일어난다. 이를 저항(resistance)이라고 하는데, 이는 다양한 방식으로 존재한다. 치료자가 환자에게서 무의식적으로 반복되는 패턴을 찾아내거나, 과거에도 반복된 양상이 치료자와 환자 사이의 전이적 관계에서 재현되는 것을 지적하고 해석(interpretation)하면서 치료가 진행된다. 해석이 너무 정확해서 환자가 그때까지 깨닫지

치료적 동맹

치료 과정에서 치료자와 환자의 건강한 자아가 병이 든 마음을 고치기 위해 협력하기로 약속하는 것. 치료를 본격적으로 진행하는 데 필수적인 단계다.

못하던 것을 너무 급작스럽게 인식하거나 감당하기 힘들 만큼 중압감이 밀려올 때, 특히 저항은 강렬해진다.

매번 직장 상사와 갈등을 일으켜 직장을 그만두곤 하던 환자가 있었다. 치료를 진행하다 보니, 아버지에 대해 강한 분노와 적개심을 느낀다는 것을 발견했다. 말로는 아버지를 존경한다고 했지만, 사실은 아버지를 이기거나 무너뜨리고 싶은 강한 공격성이 있었고, 이것은 직장 상사와의 갈등으로 바뀌어 표현되었다. 그러나 아직 아버지에게는 반항할 수 없었기에 복종하고 있었던 것이다.

나는 적절한 타이밍이라고 생각되는 시점에 나의 해석을 들려 주었다. 그러자 그는 완강히 부정하면서, 상사의 불합리한 행동과 회사의 조직 문제를 장황하게 설명했고 아버지와 상사는 어떤 관계도 없다고 했다. 그동안 내게 싹싹하고 공손했던 그는 이후 내 태도와 외모 등에 대해 끊임없이 불평하고, 치료비와 치료 시간까지도 시비를 걸었다. 환자는 나의 해석을 듣고 무의식적으로 동요했고, 변화의 필요성과 본질을 인식하는 일에 대한 두려움 때문에 저항하면서 치료적 관계까지 위협하는 상황에 이르렀다.

이런 과정을 반복하면서, 환자는 나에 대한 감정이 아버지에 대한 감정과 유사하다는 사실을 점차 인식했다. 또한 직장에서의 문제와 아버지에 대한 공격성을 어느 정도 연결시킬 수 있었다. 그리고 아버지에 대한 분노가 자신의 열등감과 관련 있다는 사실을 받아들이면서 아버지를 비롯하여 직장 상사와의 관계도 차차 나아졌다.

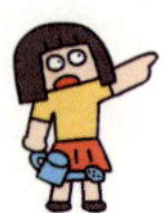

성숙한 나를 위한 정신 치료

정신 치료는 단번에 증상이 사라지게 하거나, 마술과 같은 말 한마디로 한순간에 깨달음을 얻게 하지는 못한다. 그보다는 자유 연상을 통해 봉인되어 있던 무의식의 내용을 애써 꺼내고, 자신의 일부로 받아들이며, 완전체로서의 자신을 통합적으로 인식하고, 성숙한 인격체로서 현실에 잘 적응하도록 도와준다.

치료자는 혼자서는 길을 잃거나 포기하기 쉬운 과정을 함께 가는 가이드 역할을 한다. 환자를 업고 산 정상까지 가는 것이 아니라, 환자가 혼자 산을 오를 수 있도록 길을 안내한다는 말이다. 궁극적으로는 혼자서 다른 산을 오를 수 있도록 훈련하는 것이다.

정신 분석 혹은 정신 치료는 다시는 기억하고 싶지 않은 과거의 기억을 되살리는 괴로운 경험이기도 하다. 그러나 그 과정을 거치면서 왜곡되거나 멈추어 버린 자아 성장의 시계가 다시 움직이게끔 한다. 또한 한결 부드럽고 원활히 순환하는 감정의 샘을 개발하여 인격적으로 성숙한 개체가 되도록 돕는다는 면에서 개별적인 증상의 완화보다 훨씬 근본적인 치유 방법이라고 하겠다.

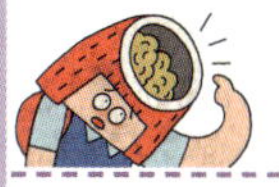

나를 보호하는
무의식적 방법

방어 기제

"넌 왜 이렇게 방어적이니?"라고 말하는 경우, 경계하는 태도를 보인다는 부정적 의미로 쓰인다. 그러나 프로이트가 말한 방어(defense)란 나쁜 의미만은 아니다. 스스로 무너지지 않고 많이 아프지 않기 위한 최선의 노력이다.

무의식의 공격적인 충동이나 성적인 내용이 의식으로 올라오면, 의식은 견디기 어렵다. 누가 나를 무시하면 화가 울컥 치밀어 오르면서 복수해야겠다는 걷잡을 수 없는 충동을 느낀다. 마침 손에 잡히는 것이 칼이라면 삽시간에 위험한 일이 벌어지지 않을까? 행동으로 옮길 가능성이 있는 상황이 아니더라도 실수를 저지른 후에 큰 벌을 받아 자신이 산산이 부서질 것 같은 공포를 느끼기도 한다. 엄마가 아

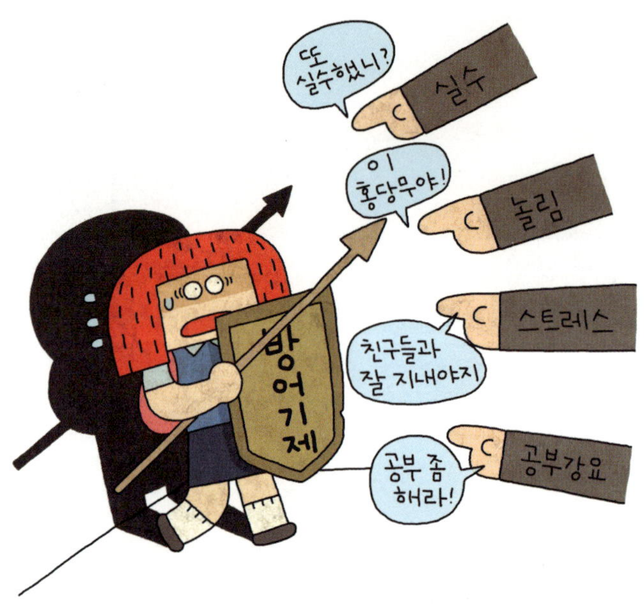

침에 학교에서 재학 증명서를 떼 오라고 했는데 잊어버리고 왔다면, 그냥 넘어갈 수도 있고 내일 해도 된다. 조금 혼나고 넘어갈 일이다. 그런데 사람에 따라서는 씻을 수 없는 죄를 지었으며 심한 벌을 받으리라는 공포가 엄습할 수도 있다. 이렇듯 일상적인 일마다 죄의식을 느끼면 살기 힘들다. 프로이트는 이런 끔찍한 충동이나 죄의식을 의식하지 않고 지낼 수 있게끔 방어 기제(defense mechanism)가 작용한다고 보았다.

자아는 본능에서 솟아오르는 충동이나 초자아에서 작용하는 죄의식을 감지한다. 뭔가 움직임이 있을 때 신호 불안◆이 발생하고, 불안의 신호에 따라 자아는 적당한 방어 기제를 끌어들여 충동과 죄의식을 인식하지 않게 막는다. 그 덕분에 마음속에서 어떤 일이 벌어지는지 신경 쓰지 않고 일상생활을 할 수 있다.

프로이트의 딸로 그 역시 저명한 정신 분석학자가 된 안나 프로이트(Anna Freud)◆는 방어 기제를 더욱 깊이 연구했다. 우리가 지금 알고 있는 방어 기제는 대부분 안나 프로이트가 정리한 것이다. 미국의 정신과 의사인 베일런트(George Vaillant)는 방어 기제에도 급수가 있다고 했다. 그는 20대 초반의 젊은 이들을 대상으로 주로 사용하는 방어 기제를 조사했고, 수십 년에 걸쳐 그들이 어떻게 살아가는지 몇 년마다 관찰했다. 그 결과를 토대로 그는 『성공적인 삶의 심리학(Adaptation to Life)』이라는 책을 냈는데, 미성숙한 방어, 신경증적 방어, 성숙한 방어로 크게 나누어 볼 수 있다고 했다.

미성숙한 방어는 자아의 기능이 약하거나

퇴행이 심할 때 작동하는 데 반해, 성숙한 방어는 정상적이고 건강한 사람들이 흔히 사용하는 방어 기제다.

이렇듯 방어가 병리 현상만은 아니라는 사실을 이해해야 한다. 인간은 어떻게든 평상심을 유지하려 애써 노력하며, 그 과정에서 방어 기제가 작동한다. 다만 건강하지 못한 방어 기제를 주로 사용하는 경우, 무의식의 충동이 의식 표면으로 올라오는 것은 막을 수는 있겠지만 다양한 증상으로 변형되어 표현된다. 갈등을 겪거나 스트레스를 받을 때 미성숙하거나 신경증적인 방어 기제를 주로 동원하면, 다양한 증상으로 표현되거나 대인 관계에서 심각한 갈등이나 충돌이 발생하는 것이다.

방어 기제를 잘 이해하면 상대방이 주로 어떤 방어 기제를 사용하는지 파악하게 된다. 평상시에도 미숙하고 신경증적인 방어 기제를 사용하는 사람도 있지만, 보통 때에는 별문제 없이 지내다가도 스트레스가 심하거나 힘든 상황에 처하면 미성숙한 방어 기제를 사용하는 사람들도 있다. 그래서 방어 기제의 사용법을 잘 파악하면 한 사람의 성격과 스트레스에 대한 대응 방법을 이해할 수 있다. 한 사람의 성격은 "그가 주로 사용하는 방어 기제 레퍼토리의 총합이다"라고 하는 이유다.

방어 기제를 사용하지 않는 사람은 없으며, 누구나 매일 다양한 방어 기제를 사용하면서 살아간다. 방어 기제 덕분에 불안해하거나 울컥 치밀어 오르거나 걷잡을 수 없이 화내지 않고 지낼 수 있다. 혹은 평소에 사용하는 방어 기제가 자신의 현재를 나타내기도 한다. 평소와 다른 방어 기제를 사용한다는 것은 그만큼 무의식의 차원에서 평상시의 방식으로는 감당하기 어려운 일이 벌어지고 있다는 표현일 수도 있다. 그러므로 방어 기제를 잘 파악하고 평가하는 능력은 한 사람의 총체를 파악하고 행동을 예측하는 데 도움이 된다.

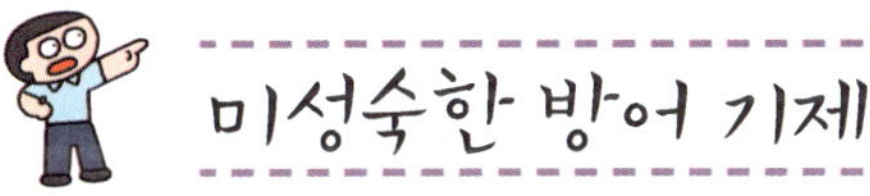

미성숙한 방어 기제

부정(denial)

현실에서 고통을 인식하지 않기 위해 처음부터 그런 사건이 없었다는 듯이 여기고 부정하려는 노력이다. 부정은 무의식적으로 작동하는 것이기 때문에 거짓말과는 다르다. 거짓말은 진실을 알면서도 인정하기가 두렵거나 싫어서 사실이 아닌 것을 말하거나 아닌 척하는 행동이다. 그러나 부정은 스스로 인식하지 못한다.

철수는 숙제를 하지 않았는데 3시까지 학원에 가야 한다. 학원에 가면 숙제를 안 했다고 혼날 뿐만 아니라, 선생님이 어머니에게 전화해서 그동안 몇 번이나 숙제를 안 했는지 이야기할 것이 분명하다. 눈앞에 PC방이 보이자, PC방에서 잠시 게임을 하면 기분이 좋아질 것 같다는 생각이 들었다. 게임에 빠져 있다가 정신을 차려 보니 어느새 4시였다.

철수의 자아는 자신에게 닥친 상황을 부정하고, 이로 인해 생길 현실적인 문제를 인식하는 것이 두려워서 부정이라는 방어 기제를 사용한 셈이다.

투사(projection)

불쾌하고 받아들이거나 감당할 수 없는 충동을 내부에 담아 두지 않고, 그것이 외부에 있는 양 인식하고 반응하는 것이다. 가장 흔하게는 어떤 일의 원인을 다른 사람의 탓으로 여기는 식이다. 자신의 실수를 인정하거나 현실을 받아들이지 않고, 자신이 아닌 타인 때문에 생긴 일이라고 주장하거나, 주변 환경에 의해 일어난 일이라고 생각한다. 그 결과, 자신은 그 일에 대해 책임을 지지 않아도 되고 무죄라고 인식하면서 죄의식에서 자유로워진다.

엄마 손을 놓고 뛰어가던 5세 남자아이가 돌부리에 걸려 넘어져서 무릎을 다쳤다. 엉엉 우는 아이를 엄마가 일으켜 세우자, 아이는 다짜고짜 엄마에게 화를 낸다.

"엄마 때문이야, 엄마가 내 손을 놓지 않았으면 내가 넘어지지 않았을 것 아니야!"

이것이 전형적인 투사다.

행동화(acting out)

무의식적 충동이나 소망을 행동으로 표현함으로써 그와 연관된 감정을 느끼지 않으려고 하는 것이다. 대개 사람은 마음의 충동이나 소망을 억제한다. 그런데 그 과정이 불편하고 힘들 수 있다. 그런 사람은 억제하지 않고 바로 행동으로 표현하기도 한다. 화가 나면 참거나 말로 표현하지 않고, 주먹으로 벽을 치거나 상대방을 때린다. 그렇지만 왜 화가 났고 때리는지는 설명하지 못한다. 그것과 직접적으로 관련된 환상이나 충동에 얽힌 감정을 의식에서 인식하지 않기 위해 행동으로 옮겼기 때문이다.

건강 염려증(hypochondriasis)

타인과의 관계에서 이득을 얻거나 퇴행하기 위해서, 사소한 신체적 불편함을 심한 병의 증상이라고 여기며 신체 질환을 지나치게 걱정하는 것이다. 대인관계에서 누군가를 잃을 위험에 처해 있거나, 외로움을 심하게 느끼거나, 타인에 대해 무의식적으로 공격하려는 충동이 강하게 솟아오를 때, 이러한 감정이 너무 강해서 견디기 어려운데도 직접 표현할 수 없기 때문에 발생한다.

이 경우 아프다고 호소하거나 병이 있거나 감각이 이상하다고 걱정하는 형태로 변형되어 표현되며, 기분 좋지 않은 상태가 유지된다. 이 증상은 아픈 사람에게서만 드러나지는 않으며, 일시적으로도 발생할 수 있다.

시험을 앞두고 긴장해서 소화가 잘 안 되던 철수는 심한 위궤양이나 위암에 걸렸다며 걱정했다. 병원에 가서 진찰을 받고 이상이 없다는 것을 확인했지만, 병원에서 오진했으리라고 의심하고 인터넷으로 다른 질병을 검색했다. 그러더니 간이 안 좋아도 그럴 수 있다며, 복부초음파를 받고 싶다고 부모와 의사를 졸랐다.

이렇듯 건강이 좋지 않아서 부모의 관심을 받으면서, 당면한 시험은 부차적인 문제가 되었다. "공부가 중요한 게 아니야, 건강하게만 자라다오"라는 부모의 말은 철수에게 큰 위안이 되었다.

철수가 당장 괴로운 마음의 갈등을 피하는 것이 '1차 이득'이라고 한다면, 건강 염려증으로 인해 시험공부를 안 해도 되고 시험 결과가 나빠도 부모에게 혼이 나지 않는 것은 '2차 이득'인 셈이다. 철수는 이 상황을 통해 내적·외적 이득을 동시에 얻었다. 이런 일에 한 번 성공하면 힘들 때마다 버릇같이 건강 염려증이 튀어나와서 병원을 찾는 악순환에 빠지기도 한다.

퇴행(regression)

현재 맞닥뜨린 갈등이나 긴장을 피하기 위해 과거의 발달 단계 수준으로 되돌아가는 것을 말한다. 사람은 자라면서 서서히 기능이 발달한다. 그런데 새로운 기능을 익히는 것은 힘들고, 숙달되는 데 오랜 시간이 걸리기도 한다. 이에 반해 충분히 숙달된 기능은 쉽게 해낼 수 있다. 그래서 힘든 상황에 맞닥뜨리거나 긴장을 풀고 싶으면 과거의 발달 단계로 일시적으로 퇴행하는데, 숨통을 트고 숨을 고르면서 에너지를 재충전하는 순기능도 있다.

5세 아이에게 동생이 생겨서 사람들의 관심이 모두 동생에게 쏠렸다. 그러자 아이는 잘 가리던 대소변을 가리지 못해 이불에 지도를 그렸고, 3세 아이처럼 말하기 시작했다. 전처럼 사랑받지 못하자 스트레스를 받은 아이가 더 어린 시기의 발달 단계로 일시적으로 퇴행한 것이다.

어른이 되어서 삶에 지쳐도 퇴행할 수 있다. 40세 아저씨들의 고등학교 동창 모임에서, 모두 사회적으로 지위가 있는데도 어느새 10대 후반으로 돌아가서 어릴 때의 별명을 부르거나 유치한 농담을 하면서 왁자지껄 떠들었다. 모임이 끝나자 오랜만에 사회생활의 스트레스가 풀렸다며 즐거워했다. 퇴행한 상태에서는 어른으로서의 사회적 책임이나 체면에서 자유로울 수 있었기 때문이다.

수동 공격적 행동(passive-aggressive behavior)

내면의 공격성을 직접적으로 표현하지 못하고, 오히려 수동적으로 복종하거나 피학적인 태도를 취하여 무의식적으로 표현하는 것이다. 원하지 않는 일을 해야 할 때 하지 않겠다고 말하거나 강요하는 상대에게 직접 저항하기보다는, 겉으로는 복종하는 것 같아도 시킨 일을 제대로 하지 못하거나 실패하고 일을 드러나지 않게 미루거나 지연시킨다. 복종적인 듯 보여도, 사실은 공격성을 표현하는 행동이다.

수능 시험을 앞두고 원하지 않는 학과에 진학하기를 바라는 부모에게 저항하지 못하는 학생이 있다고 하자. 부모가 원하는 과에 지원하기로 하지만, 어이없게 시험을 못 보거나 실수해서 계속 시험에 떨어진다. "제가 원하는 공부를 하고 싶어요"라고 저항하지는 않았지만, 결국 자신이 원하는 것을 얻기 위해 실패를 거듭하여 자기 의사를 표현하는 셈이다.

신체화(somatization)

무의식의 갈등이나 욕망이 정신적인 내용을 담고 의식으로 올라오지 않고 신체 증상으로 표현되는 것이다. 대개 이유 없이 몸이 아프다고 호소하곤 한다. 심리적 상태를 말로 표현하는 것이 익숙하지 않은 어린아이가 정서적으로 어려움을 겪을 때 흔히 신체화로 정서적 불편함을 표현한다. 아직 심리 발달이 성숙하지 않은 초등학생이나 10대는 스트레스에 대한 표현이 신체화 증상으로 드러날 수 있다.

이혼을 고려할 정도로 갈등이 심한 부모 밑에서 자라는 10대 초반의 아들이 이유 없이 머리가 아프다며 조퇴를 반복하는데 검사해도 별다른 이유가 없는 것이 전형적인 신체화다. 건강 염려증과는 달리 심한 병에 걸렸다고 걱정하지는 않으며, 신체 증상에 대한 통증과 불편함만을 호소한다.

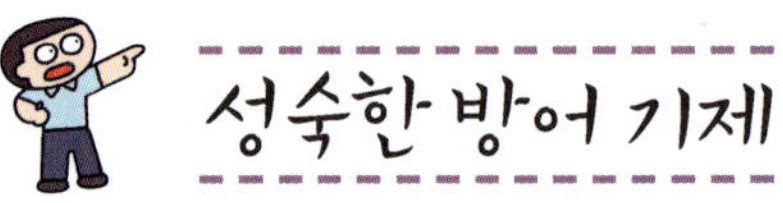

이타주의(altruism)

본능적인 욕구 충족을 타인을 돕는 일로 대신하는 행동으로 이타적 포기라는 말도 있는데, 이는 자신이 직접 욕구를 충족하는 대신 다른 사람이 충족할 수 있도록 도와서 대리 만족을 느끼는 것이다.

가족을 위해 자신의 즐거움을 모두 희생하는 어머니라든가, 월급의 일부를 쪼개서 구호 단체에 기부하는 것도 이타주의의 예다.

금욕주의(asceticism)

현실에서 경험할 수 있는 욕망의 충족과 쾌락을 없애고, 금욕을 통해 만족을 얻는 태도다. 도덕적인 면이 강하게 작용한다. 놀고 싶고 갖고 싶은 것도 많지만, 대학 진학을 위해 모두 포기하고 공부만 하는 것도 금욕주의적 행동이다.

유머(humor)

불쾌하고 기분 나쁘거나 공격적인 충동이 생겨도 농담으로 방어하는 것이다. 그 덕분에 불쾌한 감정을 견딜 수 있고, 공격적인 행동을 하지 않고도 넘어간다.

식당에서 주문한 것보다 훨씬 많은 돈이 나와서 아버지가 얼떨결에 카드로 계산했다. 집에 돌아와 꼼꼼히 확인해 보고는 환불을 받으려 했다. 그런데 사장은 실수를 인정하지 않고 아버지가 잘못 주문한 것이라며 발뺌했다. 아버지는 화를 낼 수도 있었지만 "나이는 들었지만 아직 치매는 아니라오"라고 농담하며 오히려 가족들을 달래는 경우에 해당한다.

승화(sublimation)

사회적으로 용인되거나 바람직한 목적을 추구하여 무의식적인 욕망을 충족하는 행동으로, 본능적인 에너지가 가로막히거나 분산되지 않고 바람직한 방향으로 배출된다. 공격적인 충동이 강한 사람이 의대에 들어가서 외과 의사가 되는 것도 승화의 일종으로 본다.

억제(suppression)

의식 차원에서 느껴지는 충동과 갈등을 의식 혹은 전의식 차원에서 축소하거나 조절하는 것이다. 불편함을 느끼기는 하지만 압도당하지 않고 최소한을 경험하는 선에서 제어한다.

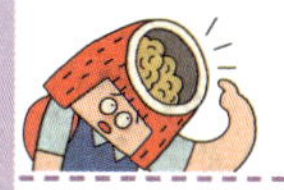

자기 방어를 위한 다양한 방법들

앞서 언급한 성숙·미성숙한 방어 기제 외에도 청소년들이 알아두면 좋은 방어 기제로 신경증적 방어 기제와 그 외 방어 기제들이 있다.

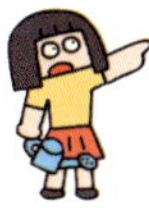

신경증적 방어 기제

전치(displacement)

어떤 대상을 향한 감정이나 욕망을 직접 표현하지 못하고 그와 비

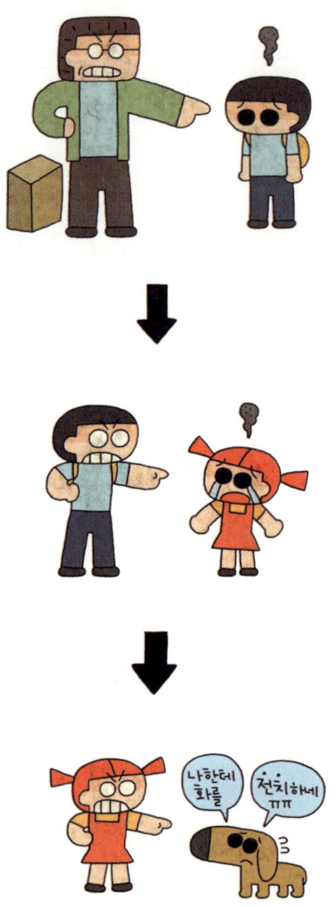

숫하지만 상대적으로 안전하고 직접적이지 않은 대상에게 표현하는
방어 기제로, 직접적인 갈등과 충돌이 일어나는 것을 막을 수 있다.
연관이 없어 보이지만, 표현하는 사람의 내면에서는 상징적으로 전환이 일어난다. 덩치가 큰 친구에게 장난감을 빼앗긴 아이가 집으로 돌아와 방으로 들어왔더니, 침대 위에 강아지가 누워 있었다. 평소 같으면 말로 비키라고 했을 아이가 강아지를 심하게 때렸다. 덩치 큰 친구에게 화를 낼 수 없던 아이가 강아지에게 화를 '전치'한 것이다. "종로에서 뺨 맞고 한강에서 화풀이한다"는 속담도 여기에 속한다.

주지화(intellectualization)

감성과 이성은 오랫동안 물과 기름 같다고 여겨졌다. 실제로 감성과 이성이 기능하거나 저장되는 방식에는 차이가 많다. 감정을 인식하거나 표현하지 않기 위해 이성적인 면만 두드러지게 표현하거나 인식하는 것을 주지화라고 한다. 이를 통해 감당 못하는 감정을 인식하지 않을 수 있다. 주지화를 사용하는 데 익숙한 사람은 지적으로는 뛰어나지만 감정을 다루는 능력은 상대적으로 미숙해서, 사회적으로는 능력이 뛰어나다고 인정받지만 대인 관계, 이성 관계나 부부 관계에서는 어려움을 겪곤 한다.

집에 택배 기사를 가장한 도둑이 들어서 어머니가 다치고 귀중품을 모두 도난당했다. 집에 돌아와 이 광경을 목격한 아버지는 과학 수사대나 탐정이라도 된 듯, 통증으로 신음하는 어머니에게 문은 제대로 잠그고 있었는지, 택배 기사가 어떤 유니폼을 입었는지 탐문하고, 경찰에게 제시할 피해 물품 목록을 정리했다. 현재의 상황에서 화를 내면 감정에 압도되어 버릴까 봐 의식에서 미리 감정을 차단하고, 주지화라는 방어 기제를 이용해서 이성만 과도하게 작동한 것이다.

합리화(rationalization)

타인은 받아들이기 힘들 만한 개인적인 태도나 믿음, 행동을 정당화하기 위해 그 나름대로 합리적인 이유를 만들어 설명하는 것이다. 말이 안 되는 변명처럼 들릴 때도 있고, 듣다 보면 납득이 가거나 이해되기도 한다. 주지화와 마찬가지로 죄의식과 같은 불쾌한 감정을 느끼지 않기 위한 방어 기제다.

꽤 비싼 옷을 벼르고 샀는데, 막상 입어 보니 어울리지 않았다. 그렇지 않아도 가격이 부담스러운 옷이라서 쓸데없이 사치를 했다는 죄스러움이 느껴졌다. 그렇게 길을 걷다가 추위에 떨고 있는 노숙자가 보이자, 바로 옷을 벗어서 "따뜻할 거예요"라며 입혀 주었다. 그는 좋은 일을 했다고 생각했고, 평소에도 꼭 기부하고 싶었다며 같이 있던 친구에게 말했다. 그는 정말 기부를 하려고 한 것이 아니었다. 마음에 들지 않은 비싼 옷을 샀던 자신의 선택과 실수가 부담스러웠기에, 어떻게든 이 옷을 잘 처리해야 했다. 이때 눈앞에 보인 노숙자는 좋은 기회였다. 그 옷을 벗어 주는 행동을 합리화할 수 있었기 때문이다.

해리(dissociation)

마음의 불편함을 피하기 위해 일시적으로 한 사람의 성격 전체나 정체성을 파격적으로 변형시키는 것이다. 성격의 일부 혹은 전체가 일시적으로 자아의 지배에서 벗어나 독립적인 성격처럼 움직인다. 스티븐슨의 소설 『지킬 박사와 하이드』에서 지킬 박사가 내면의 공격성을 새로운 인격인 하이드로 분리해 다른 사람처럼 행동하는 것이

해리의 전형적인 예이다.

반동 형성(reaction formation)

받아들일 수 없는 충동이나 공격성을 그 반대로 둔갑시키는 것이다. 즉, 겉으로 드러나는 태도나 행동이 사실은 속마음과 반대인 경우다. 강박증을 갖고 있는 사람에게서 특징적으로 드러난다. 무의식의 생각이나 충동이 매우 비도덕적이거나 성적인 경우, 지나치게 윤리적인 모습을 보여 의식으로 떠오르는 것을 원천적으로 봉쇄하는 식이다. 청결에 지나치게 집착해서 하루에도 수십 번씩 손을 씻는 사람이 있다면, 모든 것을 더럽혀 버리고 싶다는 무의식적 충동에 대한 반동 형성이라고 볼 수 있다.

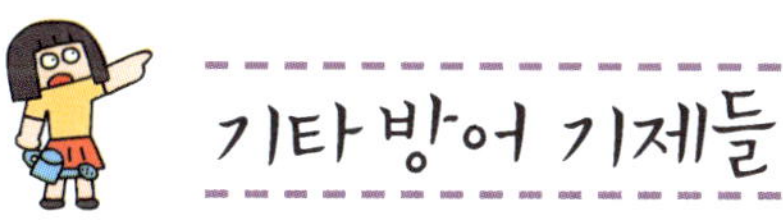

기타 방어 기제들

공격자와의 동일시(identification with aggressor)

피해자가 자신을 공격했던 사람에 대한 복수심과 공격을 당했을 때의 불안감을 극복하기 위해 적극적으로 공격자를 닮아 가는 것이다. 두려워하는 대상과 닮고 비슷해지는 과정을 거치면서 대상에 대한 두려움을 극복한다. 학원 폭력의 피해자였던 학생이 나중에 가해자가 되었다가 적발되어 처벌받는 것도 공격자와의 동일시의 일종이

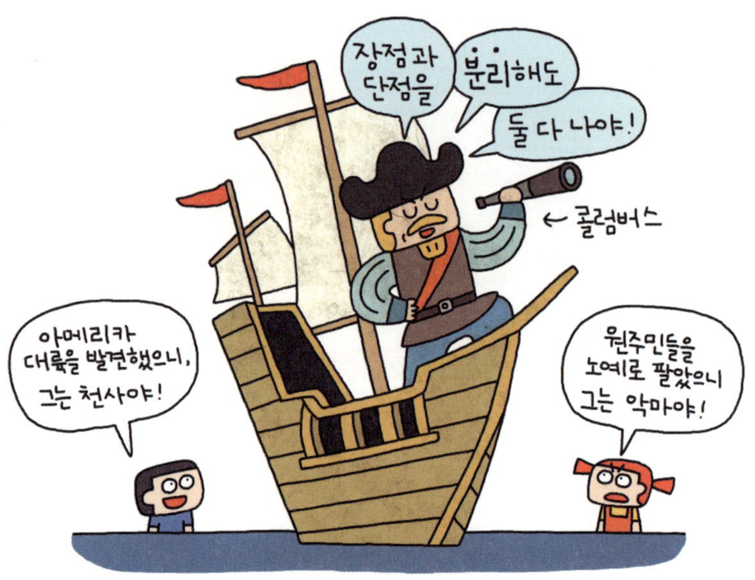

다. 유괴되었던 피해자가 나중에 가해자와 공범이 되어 유명해진 스톡홀름 증후군도 공격자와의 동일시를 설명하는 전형적인 예다.

분리(splitting)

내면의 약하고 좋은 부분을 보호하기 위해, 강하고 위험하며 나쁜 요소가 좋은 부분을 침범해 부수지 않도록 장막을 쳐서 둘을 완전히 분리하는 행동이다. 원래 유아기의 발달 과정에서 작동하는 것으로 매우 원시적인 방어 기제다. 흑백 논리에 따라 전적으로 옳고 좋은 것과 전적으로 그르고 나쁜 것으로 분리해서 본다. 이런 경우, 장점과 결점이 공존할 수 있다는 사실을 받아들이지 못한다. 정치나 스포츠 등에서 편 가르기를 할 때 흔히 관찰할 수 있다.

취소(undoing)

무의식의 성적인 욕망이나 공격성이 작동해서 상대에게 피해를 주었을 때, 이 피해를 원상 복구하려 노력하는 것이다. 다이너마이트를 발명한 노벨이 전 재산을 기부해서 노벨 평화상을 제정함으로써 평화에 기여한 사람에게 상금을 수여하여 죄책감을 씻으려 했던 것도 취소의 예다.

상징화(symbolization)

금기의 대상일 수 있는 물건이나 생각을 떠올리는 것이 위험하기 때문에, 이를 중립적이고 안전한 대상으로 전환해서 인식한다. 남자아이의 성기를 '고추'라고 부르거나 가위 그림을 그려서 무단으로 소변 금지를 표시하는 것도 상징화의 예다.

보상(compensation)

성격, 외모, 배경처럼 모자라는 부분을 메꾸기 위한 무의식적인 노력을 말한다. 키가 작은 사람이 더 열심히 노력하고 지기 싫어하며 목소리가 크다거나, 부모의 학력이 낮고 가난한 집에서 자라난 사람이 문화와 예술에 심취하고 깊은 지식을 갖는 것도 보상의 일종으로 해석할 수 있다.

먹는 것보다 포근한 것이 중요하다

| 할로의 애착 실험 |

아이가 잘 자라기 위해서는 먹는 것만으로 충분할까? 볼비(John Bowlby)는 엄마와 아이 사이에 정서적 교감을 형성하는 애착이 발달 과정과 이후의 삶에 영향을 끼치는 중요한 요소라고 했는데, 이를 증명하는 실험이 있었다. 1957~1963년에 위스콘신 대학의 할로(Harry Harlow)는 아기 원숭이를 어미로부터 떼어 내서 철망으로 만든 가짜 엄마가 있는 우리로 옮겼다. 하나는 철사로만 만들어져 딱딱하고 차가웠으며, 다른 하나는 철사 안에 전구를 켜고 털로 감싸 놓아 부드럽고 따뜻했다.

할로는 털로 된 엄마에게 우윳병이 있는 경우와 없는 경우, 철사 엄마에게 우윳병이 있는 경우와 없는 경우를 설정한 후, 아기 원숭이가 어디로 가는지 살펴보았다. 아기 원숭이는 털 엄마에게는 우윳병이 있든 없든 달려가서 안기려고 했으나, 철사 엄마에게는 우윳병이 있을 때에만 가까이 갔다. 이번에는 아기 원숭이를 놀라게 해서 겁을 주었다. 그러자 아기 원숭이는 털 엄마에게 달려가서 안정을 찾으려 했다. 또 낯선 환경으로 옮기면 아기 원숭이는 안정이 될 때까지 털 엄마로부터 떨어지지 않으려 했다.

　우유가 충분히 공급된 경우, 두 대리 엄마에게서 자란 원숭이의 성장 속도는 비슷했다. 그러나 철사 엄마와 한 우리에 넣어진 원숭이는 우유를 소화하는 데 어려움이 많았고 자주 설사를 했다. 따뜻한 엄마 품을 경험하지 못하는 것은 정서적 안정감을 주지 못했고, 이는 스트레스에 민감한 상태로 만들었다. 이 실험은 아이가 버릇이 나빠지지 않게 하기 위해서는 따로 재우고 자주 안아 주지 말라는 육아법에 문제가 있음을 보여준다. 먹는 것보다도 아이에게 필요한 것은 엄마의 따뜻한 품 안에서 정서적 안정감을 경험하고 애착을 형성하는 것이다.

　한편 이렇게 자라난 원숭이들은 어른이 된 후 어떻게 될까? 할로는 대리 엄마와 함께 다른 원숭이들을 볼 수 있는 환경에서 자라게 하는 부분 고립 상태와 전혀 보지 못하는 완전한 고립 상태에서 키워 보았다. 부분 고립의 원숭이도 멍하게 있거나 자해하고, 우리를 뱅뱅 도는 이상 행동을 보였다. 6개월간 완전히 고립시켰던 원숭이는 다른 원숭이들과 제대로 어울리지 못했고, 시간이 지나도 사회성이 형성되지 않았다.

　이 실험은 발달에 있어서 기본적인 영양 공급보다 안락함과 안정감이 더 중요하고 절실하며, 초기의 부모나 또래와의 적절한 관계 맺기와 사회적 경험이 사회성을 형성하는 데 매우 중요한 요소임을 알려 준다. 개인의 본능적인 욕구만으로는 혼자서 잘 자랄 수 없으며, 인간에게는 애착과 관계 맺기의 경험이 필수적이다.

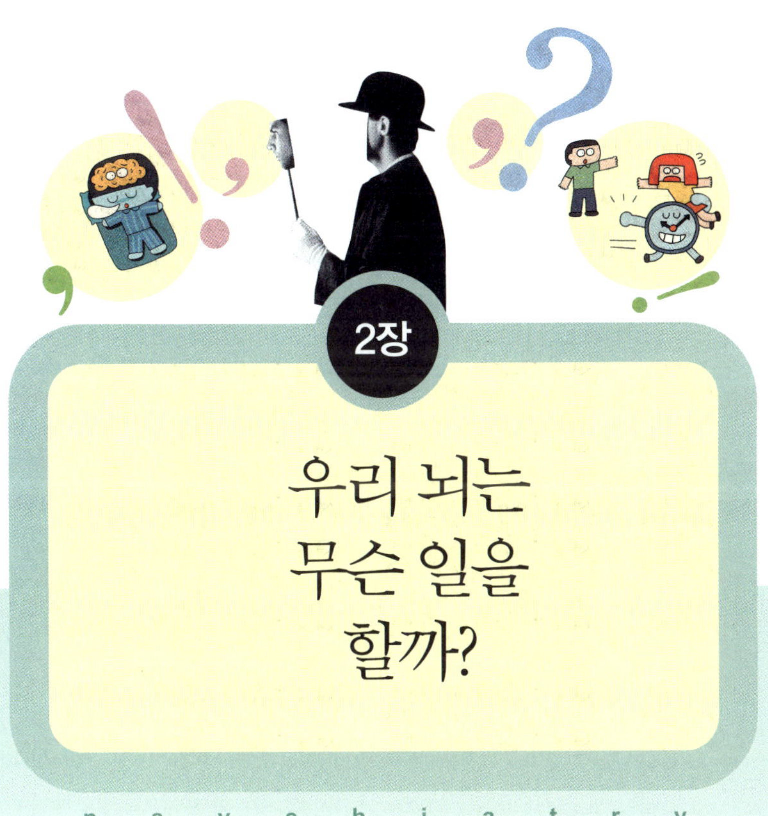

우리 뇌는 무슨 일을 할까?

psychiatry

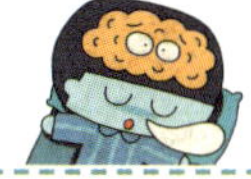

뇌는 기억하고 싶은 것만 기억한다

　　1962년, 미국에서 재미있는 실험이 있었다. 당시 정신과 레지던트였던 다니엘 오퍼와 그의 동료들은 14세 소년 73명을 모집해서 부모에 대한 느낌, 부모의 훈육 방법, 가정 환경, 성 정체성 등에 대해 심도 있게 인터뷰했다. 그리고 34년이 지나 48세가 되던 해에 다시 그들을 불러 모아 10대 시절을 기억하게 했다. 그 결과는 놀라웠다. 34년 전에 기록한 것과 일치되는 내용이 거의 없었기 때문이다. 대여섯 살 때도 아닌 10대의 일인데도 제대로 기억하고 있는 것이 거의 없었고 '찍어서' 대답하는 수준이었다. 더욱 놀라운 사실은 '정말 그런 일이 있었다'고 굳게 확신하고 있었다는 것이다. 자신의 10대가 외향적이었다고 회상한 사람은 대부분 14세 때에는 수줍고 내성적이라고 대답했다. 또 부모와 사이가 매우 좋았다고 기억하는 사람도 10대에는 부모와 갈등이 많다고 대답했다.

지금 '사실'이라고 믿고 있는 기억 중 대부분은 '진정한 사실'이 아닐 가능성이 많다. 독자들이 평생 잊지 못하리라고 생각하는 경험이나 너무 달달 외어서 무덤에 들어갈 때도 절대 잊지 못하리라고 치를 떠는 수학 공식도 몇 년만 지나면 기억이 흐릿해져서 언제 배웠는지도 헷갈릴 것이다. 나도 고등학교 때 공부를 잘하는 편이었지만, 요즘 퀴즈 쇼를 보면 무엇 하나 제대로 맞히는 것이 없다. 여기에 인간사의 희로애락의 본질이 숨어 있다. 인간은 현재를 중심으로 과거를 재구성해서 기억하는 능력이 있고, 인간의 뇌는 남겨 놓고 싶은 것만 구미에 맞게 제멋대로 저장하기 때문이다.

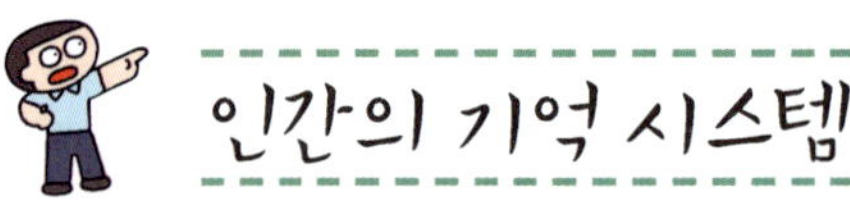

인간의 기억 시스템

지금까지 알려진 기억 메커니즘에 대해 간단히 알아보자. 기억은 입력(registration)되고 저장(retention)되어 인출(recall)되는 세 가지 과정을 거친다. 키보드—하드 디스크—프린트로 출력되는 컴퓨터의 시스템과 유사하지만, 어느 하나가 망가져도 기억 능력은 작동하지 않는다. 문제는 저장과 인출 과정에 있다. 단기적으로 저장된 내용은 어느 정도 시간이 지나면 잊어도 될 내용과 오랫동안 기억해야

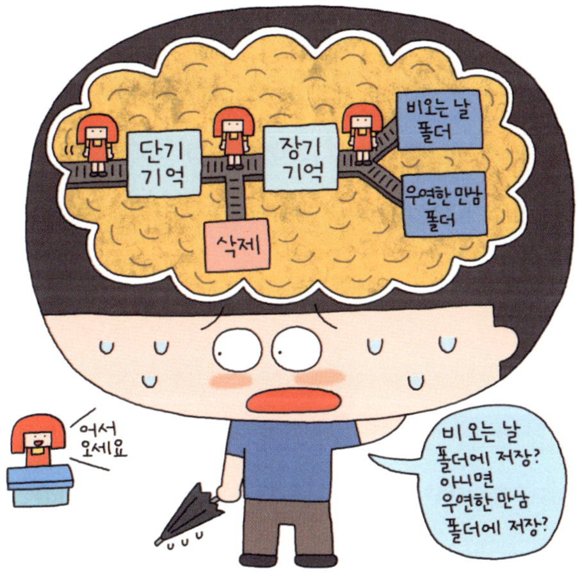

할 내용으로 분류한다. 불필요한 기억은 하드 디스크가 모자라니 '삭제하고', 남겨 둘 내용은 하드 디스크에 폴더별로 분류해서 '저장한다.' 그런데 문제는 사람마다 이 폴더를 만드는 방법이 제각각이라는 데 있다.

비가 오는데 우산이 없어서 편의점에 갔다가 아르바이트 하는 여자를 보고 한눈에 반했다고 하자. 이 사건을 비가 오는 날마다 벌어지는 사건 폴더에 넣는 사람이 있는가 하면, 우연히 만나 반한 여자 폴더에 넣는 사람도 있을 것이다. 평소 편의점에 가서 물건을 고르고 계산하던 일은 감정이 전혀 개입되지 않아 기억에 남지 않지만, 이 일은 오랫동안 기억할 만한 사건이다. 같은 사건이라도 '감정이 개입된 사건'은 장기 기억으로 남을 가능성이 높다. 감정이 섞인 기억도 폴더의 종류에 따라 회상할 때 다른 모습으로 나타난다.

몇 년이 지난 후, '비 오는 날 있었던 즐거운 일' 폴더에 넣은 사람은 '비가 오는 날'에 또 다른 재미있는 일이 벌어질 때 이 일을 함께 기억해 낼 것이다. 그러면서 "역시 나는 비가 오는 날 운이 좋은 것 같아"라고 확신하고, 그날 만난 여자의 얼굴보다는 비가 오던 상황이나 우산과 관련된 에피소드가 더 강화된다. 이에 반해 '우연한 만남'이란 폴더에 넣었던 사람이라면 비가 오는 날과 상관없이 즉석 만남이나 길거리에서 무작정 말 걸기를 시도해서 잘될 때마다 그날의 에피소드를 떠올릴 것이다. 더 나아가 그날 편의점에서 계산하며 아르바이트생과 이야기한 내용까지 기억해 낼지 모른다.

그러나 두 가지 모두 사실이 아닐 가능성이 많다. 편의점 CCTV를 돌려 보면 기억은 현실과 전혀 다르다는 것을 확인할 수 있다. 사실 그 아가씨는 그다지 예쁘지 않았을지도 모르고, 대화는커녕 쭈뼛거리다가 그냥 나왔을 수도 있다. 이렇듯 뇌는 자신의 의도와 상관없이 엉뚱한 것을 기억했다가 '사실'이라고 뱉어 내어 사람들을 골탕 먹인다.

그래서 '증언'의 신빙성에 대해서도 의문을 갖게 된다. 미국 영화나 드라마에서 어떤 사건의 용의자를 체포한 후 목격자가 지목하는 장면이 흔히 나온다. 다른 사람들과 용의자를 섞어서 한 줄로 세운 후 유리 건너편에서 목격자에게 용의자를 고르게 하는 것을 라인업 (line-up)이라고 하는데, 이때 목격자가 제대로 용의자를 잡아낸다면 그 사람이 범인일 가능성이 높다.

그러나 문제는 신빙성이다. 목격자가 백인이라면 젊은 남성 흑인을 지목할 확률이 높다. 또한 사건 당일 경찰서에서 묘사한 내용과 신문의 다양한 기사를 읽고 난 다음에 지목하는 용의자의 모습이 다르다. 즉, 현재의 시점에서 과거의 사건을 재구성할 때는 그사이에 있었던 일, 경험, 획득한 정보에 의해 영향을 받는다. 그래서 증언의 신빙성을 높이기 위해서는 어떤 면에 주의해야 하는지를 법학이나 범죄학에서 연구하고 있다.

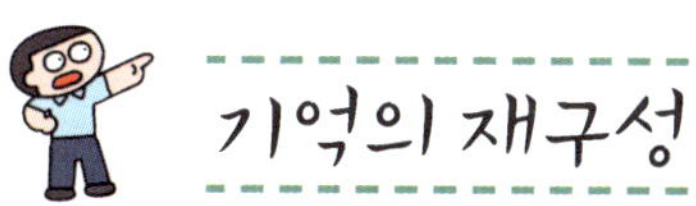

기억의 재구성

기억이 다양한 외부 자극에 의해 쉽게 영향을 받는 이유는 조각으로 저장되기 때문이다. 모든 기억이 통째로 저장된다면 이런 문제는 없을 것이다. 그러나 뇌는 효율적으로 기억하기 위해 키워드 중심으로 적절히 여러 폴더에 분배해 놓았다가 필요한 시점이 되면 끄집어내서 재구성하는 방식을 채택한다. 그러다 보니 처음 입력한 시점보다는 기억을 인출해 내는 시점의 감정이나 처지, 판단이 훨씬 중요하게 작용한다. 또한 연결되지 않은 필름 조각을 보고 그사이의 이야기를 전체적인 개연성에 따라 재구성한다. 그러려면 전체적인 스토리라인이 있어야 하는데, 이를 개인의 우화(personal fable)라고 부른다. 나만의 스토리를 만들어 현재의 시점에 과거를 끼워 맞추는 경향을 가리키는 말이다.

결국 기억의 왜곡은 현재의 '나'를 정당화하기 위해 과거가 재구성되는 것이다. 인간은 기억의 진실성이야 어떻든, 지금 이 순간 괴로움을 경험하기 싫어한다. 그래서 지금의 삶을 정당화하기 위해 어떤 사건이 일어나면 언제나 드라마가 있는 이야기 속에 과거를 늘어놓는다. 시험에서 예상보다 좋은 성적을 받았다면, 자신이 영웅인 이야기가 만들어진다. 어려운 상황과 친구들의 방해를 무릅쓰고 공부에 집중했고, 극적으로 도움을 얻어 시험을 잘 본다는 스토리로 기억을 재구성한다.

이에 반해 저조한 성적이 나온다면 당연히 자신이 피해자가 되고, 이런 결과가 나올 수밖에 없었다는 이야기로 줄거리를 전개하며, 과거의 일도 모두 그 결과를 중심으로 늘어놓아 변화시킨다. 이를 자서전적 기억(autobiographical memory)이라고 하는데, 이때 일어나는 기억의 변경을 자기중심적 기억 왜곡이라고 한다. 이렇듯, 인간은 현재 처해 있는 자신의 처지를 정당화하고 합리화하기 위해 기억을 왜곡한다.

시간이 지나면서 그 사건이 정말 그러했으리라 굳게 믿는다. 더 나아가 원하는 일을 상상하고 세부 내용이 덧붙여지면서 정말 그런 일이 일어났다고 믿게 되는 상상 팽창(imagination inflation)도 일어난다.

학생들에게 3~5세 때 쇼핑몰에서 길을 잃은 적이 있다는 사건을 들려주고, 석 달이 지난 후 다른 연구자들이 어릴 때 길을 잃은 적이 있는 사람을 조사했다. 그러자 그 이야기를 들었던 그룹은 이야기를 듣지 않은 그룹에 비해 많은 학생이 그런 경험이 있다고 말했다. 없던 사건도 그럴듯한 상상이 덧붙여지면서 실제로 있었던 일이라 믿게 되는 것이다. 그만큼 기억은 믿을 만한 것이 못 된다. 그렇다면 도대체 무엇을 믿을 수 있을까?

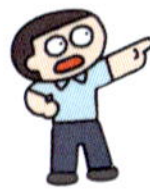

불완전한 기억은 무의식의 반영

그렇다고 실망할 필요는 없다. 프로이트 역시 실제 있었던 일을 '역사적 사실'로, 자신에게 벌어진 일에 대한 기억을 '서사적 사실'로 구별했다. 그리고 마음의 문제를 이해하고 치유하는 데에는 정말로 그 일이 일어났는지 여부가 중요하지 않다고 말했다.

정작 중요한 것은 서사적 사실을 어떻게 구성하며 어떤 방식으로 느끼는지 이해하는 것이다. 2012년 4월 15일에 무슨 일이 있었고 누구와 무슨 이야기를 했는지 정확하게 기억하는 것보다는, 그날 자신이 어떤 기분이었고 왜 어떤 것은 기억하고 기억하지 못하는지 이해하는 것이 중요하다는 뜻이다. 불완전한 기억은 무의식의 메커니즘에 의해 재구성되기 때문이다.

사람은 자기 식으로 세상을 해석하고 받아들인다. 중요한 것은 자신이 세상을 바라보는 관점이지, 정말 그 일이 일어났는지 하는 문제가 아니다. 법적 공방을 벌이지 않는 한, 인생을 실험대 위에 올려놓고 과학적으로 실험할 필요는 없다. 그러니 친구가 뻔한 사실을 잘못 기억한다고 해도 탓하지 말자. 정작 자신의 기억도 그리 분명하지는 않다.

각자 좋은 식으로 기억하는 이유는 머리가 나쁘거나 누구를 속이려는 의도 때문이 아니다. 대뇌와 마음이 작동하는 방식을 이해한다면, 완벽함과 절대적 객관성에 대한 환상에서 벗어나 주관성과 현실로 내려오게 되면서 숨통이 트인다. 그리고 '나'라는 존재가 반복적으로 어떤 일을 잘못 기억하거나 왜곡한다면 그렇게 만드는 힘이 작동하는 것이다. 바보라고 낙담하지 말라는 말이다. 그보다는 이것을 변화의 기회로 생각하자.

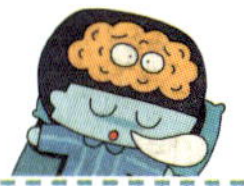

IQ가 높다고 공부를 잘 하는 것은 아니야

"IQ 얼마나 나왔어?"

"음, 네 몸무게보다는 더 나가고 내 키보다는 조금 낮아."

"50쯤 나왔나?"

"뭐야! 150 넘게 나왔거든. 원래 똑똑한 것은 알고 있었는데 이 정도인 줄은 몰랐다."

"근데 성적은 왜 그래?"

"학교 교육이랑 내 머리가 안 맞나 보지."

중고등학교 때 한두 번쯤은 IQ나 적성 검사를 한다. 시험 성적은 몇 달이 지나고 나면 금방 잊어버리지만, IQ 검사 결과는 혈액형을 평생 잊지 못하듯 머릿속에 깊이 각인된다. 생각보다 낮게 나온 사람은 열등감에 시달리거나 "역시 공부는 적성이 아닌가 봐"라고 합리화하면서 공부를 등한시한다. 대신 예상 외로 높게 나왔다면 평생의 훈장으로 따라다닌다. 피그말리온 효과가 따로 없다. TV에서 연예인들이 흔히 "IQ가 155나 나왔거든요"라면서 자랑하고 사람들이 놀라워하는 것도 한 번의 검사 결과를 쉽사리 믿고 공감하기 때문이다.

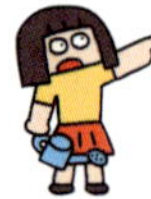

IQ 검사의 진짜 목적

　인간은 오래전부터 객관적인 수치로 인간의 능력을 측정하려고 노력했다. 똑똑하다거나 천재라는 말만으로는 객관적으로 납득시키기가 어렵기 때문이다. 한편 산업 혁명 이후 공교육의 비중이 커지면서 학업 성취도와 적합성을 판정해야 했다. 프랑스의 비네(Alfred Binet)는 정부의 요청에 따라 1905년 첫 번째 지능 검사를 개발하여 적용했다. 이 검사로 아동의 초등학교 입학 여부를 결정했고, 특히 정신 지체아를 걸러 내는 데 효과적이었다.

　이 검사의 효용성에 눈독을 들인 곳이 국방부였다. 때마침 1차 세계 대전이 벌어졌다. 유럽은 전쟁의 소용돌이에 휘말렸고 전국적으로 징병의 바람이 불었다. 그런데 신체적인 적합성은 쉽게 판정할 수 있었지만, 명령을 이해해서 작전을 수행할 만한 지적 능력을 갖고 있는지는 판정할 방법이 없었다. 지적 능력이 떨어지는 사람에게 총과 수류탄을 맡기는 것은 위험한 일인 데다, 한참 훈련한 다음에야 능력이 부족하다는 것을 발견한다면 국가적으로 낭비였다. 그래서 능력이 떨어지는 사람을 손쉽게 가려내기 위해 언어 능력 검사인 육군 알파 검사와 동작 능력 검사인 육군 베타 검사가 개발되었다. 현재 학교에서 시행되는 간이 지능 검사는 이 검사를 수정한 것이라고 한다.

다시 말해, 지능 검사의 목적은 천재와 영재를 찾아내는 것이 아니라, 숨어 있는 학습 부진자나 정신 지체자를 찾아내서 특수 교육이나 개별 교육과 같은 도움을 주기 위해서다. 그러므로 낮은 점수에서 변별력이 있다. 반대로 140이나 150처럼 높은 지능 지수는 현실에 적용할 때 큰 의미가 없다.

지능 지수(intelligence quotient)는 정신 연령을 생물학적 연령으로 나눈 후 100을 곱한 값이다. 집단적인 통계값이므로 종 모양의 정규 분포 곡선을 그린다. 15세 남자의 지능 지수가 100이라면 그의 정신 연령이 동갑에 같은 문화적 배경을 가진 사람들 사이에서 정확히 중간이라는 의미다. 90~110 사이는 '보통'이며, 지능 지수의 곡선은 양끝으로 갈수록 급격히 가팔라진다. 70 이하와 130 이상은 전체의 2.2퍼센트뿐이다. 70 이하이면 지능 지체이고, 130 이상이면 최우수다. 이는 70 이하인 경우 일상적인 학업이나 사회적 활동에 문제가 있을 수 있으니 사회적 도움이 필요하다는 뜻이고, 130 이상인 사람은 전체적으로 많지 않다는 의미다. 통계적으로 150 이상 나오는 경우는 극히 드물다. 특히 간이 검사가 아니라 한국판 웩슬러 지능 검사라면 더욱 그렇다. 그러므로 IQ 170이라고 주장하는 사람이 있다면 역사에 길이 남을 천재이거나, 간이 검사에 의한 추정치인 셈이다.

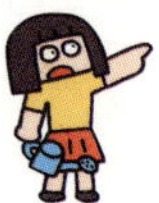 ## 천재는 어디서나 천재?

드물기는 해도 천재는 있다. IQ가 높은 천재들은 모든 영역에서 뛰어날까? 다행히도 조물주는 공평하다. 영화 〈뷰티풀 마인드〉에는 게임 이론의 기초를 다진 존 내시의 이야기가 나온다. 그는 천재 수학자이지만 인간관계에서는 완전 빵점이다. 친구도 사귀지 못하고 자신을 좋아하는 여자가 다가와도 무슨 의미인지 모른다. 지능 지수는 여러 가지 세부 영역으로 나뉘어 있어서, 수학만 잘한다고 지능 지수가 높게 나오지는 않는다.

심리학자 블룸(Benjamin Bloom)이 세계적으로 저명한 수학자들을 분석했더니, 20명 중에 취학 전에 글을 읽을 줄 알았던 사람은 한 명도 없었다. 발명가 에디슨은 1,093종의 특허권을 취득할 정도로 천재였지만, 언어 학습에 문제가 있었고 말솜씨는 별로였다고 한다. 학자들은 이를 상대적으로 뇌의 한 부분이 과도하게 발달하고 다른 부분은 위축된 결과로 해석한다. 에디슨의 경우, 언어 능력을 관장하는 좌반구의 결함이 시공간 능력을 관장하는 우반구의 이례적인 강화로 보상받았던 것이다.

좋은 머리야 축복받은 일이지만, 지나치게 똑똑한 것도 그리 행복한 일만은 아니다. 어릴 때 천재라고 언론에 소개되었던 아이들이 시간이 지나면 소리 없이 사라지는 경우를 많이 봤을 것이다. 그들을 잘 돌봐 줄 만한 환경이 없었다고만 말할 수는 없다. 어느 정도의 학습 능력을 보장하는 지능 지수, 사회적 관계를 맺을 수 있는 공감 능력, 스트레스에 대한 참을성, 창의적인 생각을 할 수 있는 유연성을 골고루 갖춘 사람이 행복한 삶을 살 수 있기 때문이다. 그러나 사람들은 천재를 꿈꾸고, 아주 어릴 때부터 조기 교육을 실시한다. 어릴 때에는 부모의 노력이 지능 지수에 영향을 미치지만, 결국 타고난 면이 상당히 좌우한다.

사회 문화적 변화로 인해 전 세계적으로 10년이면 지능 지수가 3씩 상승한다는 플린 효과(Flyn effect)◆가 있다지만, 지능은 유전적인 영향을 많이 받는다. 어릴 때에는 타고난 천재가 눈에 띄고, 어른이 되면 공부를 많이 하고 노력한 사람이 지능이 높아질 것이라고 여긴다. 그러나 사실은 그렇지 않다. 미국에서 일란성과 이란성 쌍둥이들을 비교 분석했는데, 취학 전 시기에는 IQ 차이의 40퍼센트가 유전에 의해 결정되었다. 그런데 청소년기에는 60퍼센트, 성인기가 되면 80퍼센트로 급격히 커졌다. 즉, 나이가 들면서 학습과 사회 문화적 배경의 영향이 커지기는커녕 유전적 성향이 더 큰 영향을 끼치는 것이다.

어릴 때에는 부모와 학교, 생활 환경의 영향이 지대하므로, 열심히 가르치고 도와주면 지능 지수는 올라간다. 그렇지만 나이가 들수록 개인의 정체성이 확립되면서 독립적이고 주관적으로 학습하게 되면 결국 유전적 환경에 맞는 태도를 취하면서 그에 따른 지능 지수를 갖는다.

결국 '콩 심은 데 콩 나고 팥 심은 데 팥 나니까' 노력해 봤자 소용없다는 뜻일까? 그렇지 않다. 지능 지수는 해석할 여지가 많다는 의미이다. 지능 지수에는 아주 많은 변수가 있고, 시간이 지나면서 꾸준히 변하는 한 사람의 능력 일부분을 반영하는 참고 자료일 뿐이다. 1994년 심리학자인 헌스타인(Richard Herrnstein)과 머레이(Charles Murray)는 『종 곡선(*The Bell Curve*)』이라는 책에서 미국 성인들의 지적 능력을 분석하여 흑인과 백인 사이에 통계적으로 의미 있는 지능 지수 차이를 발견했다고 보고했다. 능력 있는 엘리트층과 지적으로 우둔한 하층 계급으로 사회가 분화되었다고 주장하면서, 인지 능력은 타고난 것이므로 이 격차를 영원히 메울 수 없다고 주장하여 대중적으로 큰 논란을 빚었다. 지능 지수로 모든 것을 설명하려 하면 과학적 분석이라는 이름으로 사회적 차별을 합리화하고 낙인찍을 수 있는 위험이 있다.

〈개그콘서트〉에서 "개그는 개그일 뿐 따라 하지 말자"라고 했듯이 IQ는 IQ일 뿐 너무 믿지 말자. IQ를 무작정 믿기에는 너무도 많은 맹점과 변수가 도사리고 있다. 지금은 공부를 잘하면 그만이고, 성적이 '나'를 대표하는 가장 훌륭한 객관적인 지표다. 그러니 지능 지수가 높은 사람이 한참 앞서 가는 듯 보일 것이다. 그러나 5년, 10년 후의 인생에서 높은 IQ에 대한 허망한 믿음이 사회적 성공이나 행복한 삶을 붙잡는 족쇄가 될 수도 있음을 명심하자.

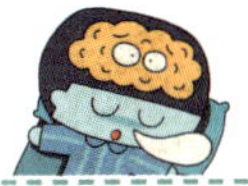

시간을 지배하는
사람이 되는 법

"75세의 남자 환자가 나흘 전에 위암 수술을 받고 중환자실에 계십니다. 어제부터 헛소리를 하고 뭐가 보인다며 수액을 막 무가내로 뽑는 등 이상 행동을 보입니다."

외과에서 정신건강의학과로 진찰을 의뢰한 환자였다. 이 환자는 수술로 위암 조직을 잘 제거했다. 그러나 고령에다 당뇨병도 있어서 중환자실에서 한동안 집중 치료를 받아야 했다. 중환자실에 갔더니, 환자는 허공을 보고 중얼거리고 있었다.

"할아버지, 지금 몇 시예요?"

"몰라."

"그럼 낮이에요, 밤이에요?"

“밤일걸.”

“여기가 어디죠?”

“병원인가? 집인가?”

환자의 시간과 공간 감각은 저하되어 있었고, 아침 10시인데도 밤이라고 생각했다. 환자는 수술 후 섬망(delirium)◆에 빠진 것이다. 그중에서도 중환자실 정신증(ICU psychosis)의 특징적인 증상을 보였다. 환자의 시간 개념을 보정하고 잡아 줄 수 있는 외부 환경 변화가 없는 공간에 있다 보니 감각 박탈이 일어나서 시간 감각이 사라진 것이다.

중환자실의 모습을 머릿속에 그려 보자. 낮이나 밤이나 24시간 환한 빛이 일정하게 넓은 병실을 비춘다. 화장실에도 가지 못하고 가만히 누워 있어야 하고, 들리는 소리는 단조로운 심장 모니터 소리뿐이다. 어느 방이든 똑같은 기계가 똑같이 배치되어 있다. 개인 사물은 일절 들일 수 없다. 주변 사람들은 모두 흰옷이나 수술복을 입고 감염을 예방하기 위해 모자와 마스크를 쓰고 있어서, 누가 누구인지 구별하기 어렵다. 이런 상태에서 2~3일 지나다 보면 서서히 생체 시계의 리듬이 흐트러지고 시간 개념을 유지하기가 쉽지 않다. 환경이 단조롭고 자극이 없기 때문에 내부에서 본능적으로 자극을 만들어 낸다. 그래서 환청이나 환각을 만들어서 어떻게든 자극을 경험하려 애쓴다. 중환자실에서 환자들이 경험하는 환각은 감각을 유지하기 위한 차선책이다.

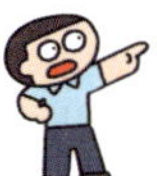 # 시간 감각과 환경

시간 감각을 유지하기 위해서는 해가 뜨고 지는 것과 같은 외부 환경의 변화, 생체 시계의 변화, 호르몬의 변화와 같은 내적 환경이 모두 필요하다.

인간의 생체 시계(zeitgeber)◆를 조절하는 중추는 시교차상핵 (suprachiasmatic nucleus)◆에 위치한다. 쌀알만큼 작은 한 쌍의 신경절인데, 햇빛이 없더라도 한동안 정확히 작동한다. 생후 몇 개월이 지나면 죽을 때까지 인체에 시간을 통보하는데, 대략 24시간 30분 정도를 하루로 인식한다. 생체 시계는 아주 정교하고 몸의 대사 작용과는 독립적으로 작동하는 경향이 있다. 그래서 사망한 사람의 시교차상핵을 분리해서 배양액에 보관하면, 며칠 동안은 시간에 대해 신호를 보낸다.

그러나 가장 중요한 것은 태양광이다. 해가 뜨고 지는 자극만큼 시간 감각을 유지하는 데 중요한 장치는 없다. 태양광이 우리의 시간 감각에 얼마나 영향을 미치는지 확인하기 위해 한 청년이 무모한 실험을 감행했다. 1962년

생체 시계
동식물의 다양한 생리, 대사, 발생, 행동, 노화 등의 주기적 리듬을 담당하는 기관

시교차상핵
시신경 교차점 위에 있는 핵

7월, 당시 23살이던 프랑스의 미셸 시프레라는 청년은 시계 없이 남 알프스의 빙하 동굴로 들어갔다. 몇 주 동안 130미터 깊이의 동굴에서 태양광이 완전히 차단된 채 혼자 시계 없이 생활했다. 시프레는 자신만의 감각에 따라 일정한 간격을 두고 지상으로 전화해서 언제 잤고 식사했는지 보고했다. 그는 아침에 일어나 식사할 때까지 10분이 걸렸다고 생각했지만, 외부에서 보고받은 바로는 무려 30분이나 지난 상태였다. 그리고 점심을 먹고 잠시 낮잠을 잤는데, 8시간이나 잤다.

시프레가 주관적으로 느끼는 시간 감각은 혼동이 일어났지만, 보고를 받은 친구들이 기록한 바에 따르면 생체 시계는 정확하게 작동했다. 수면과 기상을 포함한 하루의 생체 주기는 24시간 30분이었고, 대략 16시간 정도 깨어 있었다. 그러나 9월 14일에 동굴 밖으로 나왔을 때, 시프레는 놀랍게도 8월 20일이라고 생각했다. 주관적으로 태양광 없이 계산했더니 25일이 사라져 버린 것이다. 즉, 외부의 환경에서 적절한 자극이 없거나 급격한 환경 변화가 있을 때 시간에 대한 주관적 인식의 리듬이 흔들리고 깨지기 쉽다는 사실은 이후에 반복된 실험에서도 여러 번 입증되었다.

이러한 과학적 근거는 산업에 적용되었다. 양계장에서는 인위적으로 전등을 켜 놓는 시간을 조절해서 암탉들이 알을 빨리 낳도록 유도한다. 반면 백화점이나 카지노에는 창문이나 시계가 없다. 시간이 얼마나 흘렀는지 파악하기 어렵게 해서, 짧은 시간 머물렀다고 느끼지만 사실은 꽤 많은 시간 동안 머무르도록 유도한다.

농경 사회에서는 해가 뜨면 일어나 일하고 해가 지면 집으로 돌아와 잠을 잤다. 그러나 산업 사회로 접어들고 20세기에 세계가 하나로 묶이면서, 더 이상 농경 사회적 시간 리듬은 의미가 없어졌다. 그래서 시간과 관련한 건강 문제가 발생했다. 병원이나 공장처럼 24시간 가동되어야 하는 곳에서는 근로자의 3교대가 일상화되었는데, 근로자의 시간 감각이나 생체 주기에 이상이 생기고 건강이나 만성 수면 장애의 원인이 되기도 한다. 스튜어디스와 같이 자주 외국을 여행하는 사람들의 시차 적응도 문제다. 50년 전만 해도 없던 문제들이 지금은 중요한 문제로 떠오른 셈이다.

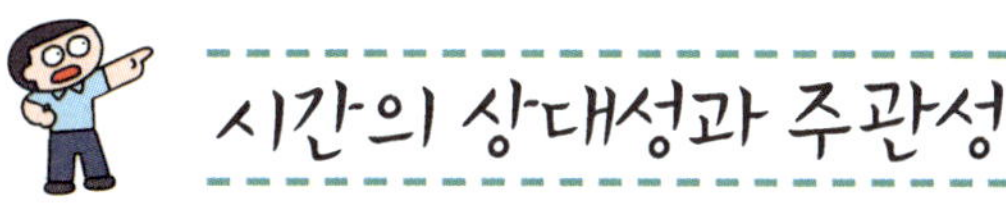

시간의 상대성과 주관성

시간과 관련한 또 다른 문제는 '상대성'과 '주관성'이다. 아인슈타인이 상대성 이론을 설명하면서 "좋은 사람과 보내는 30분은 5분처럼 빨리 지나가지만, 지루한 기차 여행은 5분도 30분처럼 느껴진다"라고 말했듯이, 시간 관념은 주관성이 작용하는 상대적인 감각이다.

하버드 대학 심리학과의 체(Peter Che) 교수는 1초 동안 모니터에서 서서히 커졌다가 사라지는 검은 원을 보여 주고, 그중 하나의 원은 어느 정도 커지고 나면 빨간색으로 변하도록 설정했다. 원은 같은 간격으로 커졌다 사라졌는데, 피험자들이 느끼기에 빨간색으로 바뀐

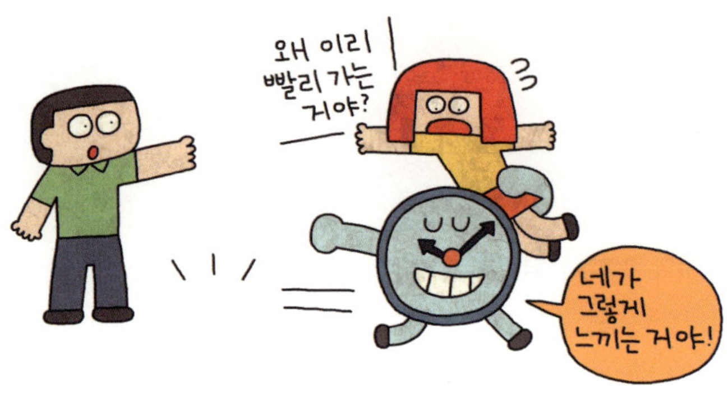
왜 이리
빨리 가는
거야?
네가
그렇게
느끼는 거야!

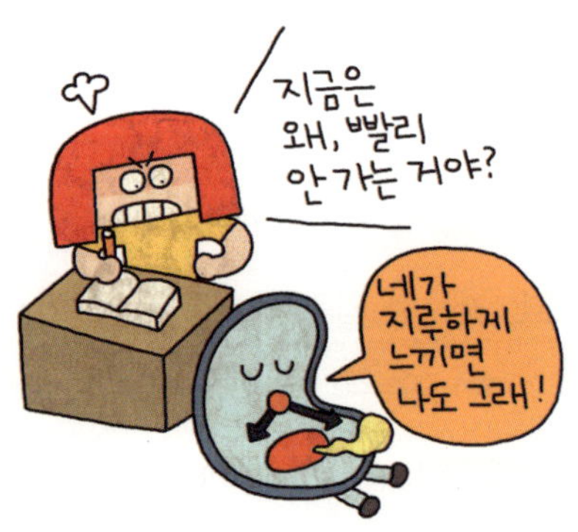
지금은
왜, 빨리
안가는 거야?
네가
지루하게
느끼면
나도 그래!

원은 다른 원보다 2배 정도 오래 머물렀다고 평가했다. 예기치 않은 사건은 주의를 끌고 정보 처리에 에너지를 쏟아야 하기 때문에 뇌에 더 많은 정보가 입력되는 만큼 시간도 많이 소요되었다고 받아들인 것이다. 게다가 사람들은 빨간색으로 변한 원이 몇 개인지 정확히 기억했다.

뻔한 하루보다는 재미있고 즐거운 날, 많이 혼난 날이 오래 기억에 남고, 기억할 거리가 많으니 빨리 지나간 듯 긴 하루가 된다. 이와 같이 주관적으로 집중력을 요구하고 한 번도 경험해 보지 못한 새로운 상황을 접하는 경우, 그 순간에는 시간이 어떻게 가는지 알 수 없을 만큼 빨리 지나간다고 느끼고, 지나고 난 다음 회상하면 꽤 오랜 시간 머무른 듯 느끼는 패러독스가 생긴다. 이런 하루가 차곡차곡 쌓여 '나'라는 사람을 구성하는 기억의 앨범을 만든다. 그런데 나이가 들수록 새로운 일도 없고, 경험한 일만 또 일어난다. 그래서 나이 든 어른들은 흔히 "시간이 화살과 같이 빨라서, 벌써 1년이 지났군"이라고 하는 것이다.

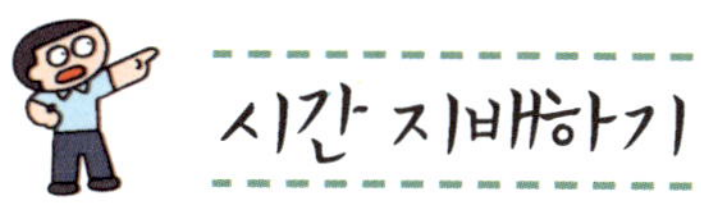

시간 지배하기

1초란 원소 기호 133인 세슘이 91억 9,263만 7,701번 움직이는 시간이라고 정의한다. 그리고 생체 시계는 아주 정확하게 신호를 보낸

다. 그러나 복잡한 인간의 마음은 객관적이고도 정확한 시간을 주관
적으로 줄였다, 늘렸다 하며 인식한다. 이에 따라 마음의 조바심과
여유, 우울함과 행복감도 영향을 받는다. 『이상한 나라의 앨리스』에
서 시계를 보며 무조건 바쁘다고만 하면서 특별히 할 일이 없어 보이
는 토끼처럼 바쁘게 재촉하기만 하면, 시간에 지배당하고 만다. 정작
나중에 오랫동안 남아 인생을 기억하게 해 줄 소중한 추억은 모두 사
라져 버리고, 그렇고 그런 일상만이 노도와 같이 밀려왔다가 밀려간
다. 나중에 인생의 앨범을 살펴보면, 찍기는 많이 찍은 것 같은데 건
질 사진은 몇 장 없는 상황에 처한다.

그렇다면 어떻게 해야 할까? 시간을 잘게 쪼개서 계획적으로 보낸
다고 시간을 지배하는 것은 아니며, 오히려 시간의 노예가 되기 쉽
다. 그보다는 시간의 주관성과 상대성을 이해하고, 시간에 쫓기듯이
끌려가지 않으며, 항상 새롭고 집중할 대상을 찾아내면 한정된 시간
을 온전히 자신의 것으로 만들 수 있다. 그러면 시간이 빨리 흐르며
지루함과 권태를 느낄 겨를이 없고, 몇 년 후 돌이켜 볼 때 시간을 알
차게 사용한 것처럼 느낄 것이다.

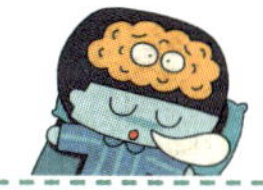

잠을
꼭 자야 할까?

영수는 지금 기말고사 기간이다. 내일은 중요한 과목이어서 외울 것이 참 많다. 그런데 영수의 최대 적은 게임이나 TV가 아니라 잠이다. 내일이 시험이고 공부할 것은 산같이 쌓여 있다. 마음 같아서는 밤새 공부하고 싶은데, 졸음을 참을 수 없다. 시험 기간 동안은 안 자고 시험이 끝나면 몰아서 보충했으면 딱 좋겠는데, 그것이 불가능하니 안타깝다. 아쉬운 마음에 '잠, 꼭 자야 하는 걸까?' 하는 생각이 들었다. 영수는 잠을 자는 시간이 아깝고 낭비라는 생각이 들었다.

잠이란 무엇인가

잠을 자는 동안에는 움직임이 거의 없고, 웬만한 소리나 빛, 동작으로는 깨우기 어렵다. 그렇지만 시간이 지나면 일어날 수 있다. 또 종에 따라 독특한 자세로 잠을 잔다. 인간은 누워서, 말은 서서, 돌고래는 헤엄치면서, 알바트로스는 날아가면서 잔다.

그러면 잠을 자는 동안은 온몸과 뇌가 쉬는 것일까? 그렇지 않다. 그냥 노는 시간이라면 인생의 3분의 1을 허공에 날리는 셈이니, 잠자는 시간이 아깝게 느껴진다. 잠을 자는 동안 근육은 쉬지만, 뇌는 깨어 있을 때와는 다르게 활동한다.

잠자는 동안 뇌는 낮 동안 입력된 정보들을 정리해서, 지워 버릴 정보와 오랫동안 보관할 것을 분류하여 장기 기억 폴더에 집어넣는다. 그리고 최대한 자율 신경계◆의 부교감 신경◆을 활성화시켜 심장 박동을 늦추고 근육을 이완하며 호흡수를 줄여서 최대한 잘 쉴 수 있도록 한다. 뇌는 다음 날 효율적으로 활동할 수 있게 정보를 정리하고, 몸은 에너지 충전을 위해 휴식을 취하는 것이 잠을 자는 동안 벌어지는 일이다. 그러므로 잠은 꼭 필요한 재충전과 정리의 시간이다.

잠은 일정한 리듬으로 움직인다. 인간의 몸

에는 생체 시계가 장착되어 있고, 24시간을 주기로 일정하게 수면과 각성을 오간다. 그래서 같은 시간에 졸리고, 시간이 되면 깨어난다. 낮에 활동하다 보면 수면 유도 물질이 몸에 쌓이고, 이것이 일정량 이상이 되면 잠이 쏟아진다. 잠과 관련해 가장 중요한 뇌의 부위는 시교차상핵으로, 송과체*에서 멜라토닌이 분비된다. 멜라토닌은 어두우면 많이 분비되고, 밝을 때에는 적게 분비된다. 그래서 비 오는 날에는 낮에도 졸립다.

잠은 두 가지 상태로 나눌 수 있다. 자는 동안 빠르게 안구가 운동하는 렘수면(REM, Rapid Eye Movement)과 그렇지 않은 비렘수면이다. 두 수면의 생리적 상태는 매우 다르고, 꿈은 주로 렘수면일 때 꾼다. 일반적으로 잠은 비렘수면으로 시작해서 깊은 잠에 들어갔다가 렘수면으로 진행하는 주기를 거치는데, 보통 90분 정도다. 전체 수면 시간에서 렘수면은 4분의 1 정도로, 잠들고 나서 2시간 이내에 1번쯤 깨는 경우가 많다. 잠이 깊어질수록 뇌파는 느린 파형(서파)이 늘어나므로, 깊은 잠을 서파 수면이라고 한다. 잠의 질을 평가할 때 전체 수면 시간 중에 깊은 잠에 빠지는 비중을 측정해서 평가하기도 한다.

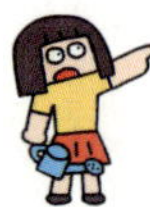

잠은 얼마나 자야 충분할까?

그렇다면 꼭 8시간씩 자야 하는 것일까? 그렇지 않다. 5시간 정도만 자도 충분한 사람이 있는가 하면, 10시간은 자야 하는 사람도 있다. 수면 시간은 타고난 체질과 습관에 의해 결정된다. 여러 가지 이유로 평소보다 적게 잔 경우 언젠가는 벌충해야 한다고 믿는 사람이 많다. 평소 7시간을 자던 학생이 시험이라서 닷새 동안 매일 4시간씩 잤다면, 시험이 끝난 후 이 학생은 3시간×5일=15시간의 '수면 부채'가 생겼다고 생각한다. 그래서 주말 내내 8시간씩 더 자야 한다고 여기고 하루 종일 자려 했다. 허리가 아프고, 잠이 오지 않는데도 말이다. 그러나 다음 날 2~3시간 정도만 더 자도 충분히 보충될 것이고, 그 이상의 잠은 불필요하다. 중요한 것은 잠의 질이다. 짧더라도 깊이 잔다면 충분히 수면 부채를 갚을 수 있다.

잠을 못 자면 어떻게 될까? 사람이 가장 견디기 어려운 고문이 잠을 재우지 않는 것이라고 하는데, 그만큼 잠을 자지 못하면 참으로 괴롭다. 의식적으로 자지 않으려고 해도 몸은 어떻게든 자려고 하기 때문이다. 1965년에 17세 소년이 무려 264시간 12분을 자지 않고 버틴 기록이 있는데, 이때 소년은 짜증이 늘고 기분이 오락가락했으며 서서히 기억력이 떨어지더니 나중에는 환각까지 경험했다고 한다. 실험이 끝난 후 소년은 15시간 정도 잔 후 깨어났고, 며칠이 지나자 정상적인 리듬으로 돌아왔다. 3일은 쉬지 않고 자야 할 것 같았겠지

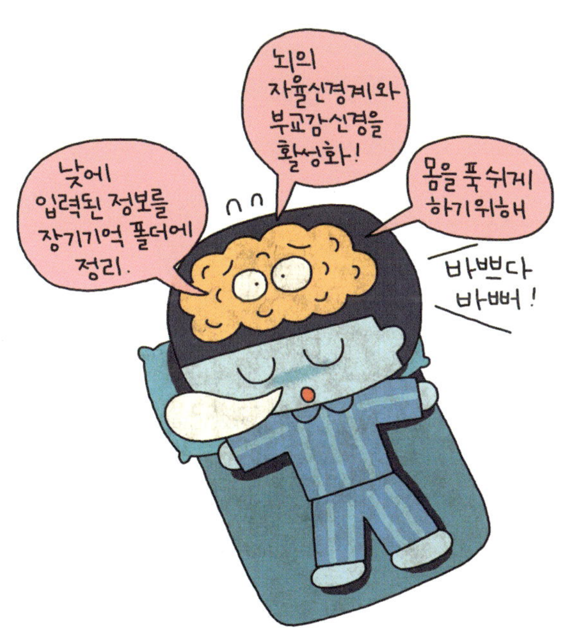
낮에
입력된 정보를
장기기억 폴더에
정리.
뇌의
자율신경계와
부교감신경을
활성화!
몸을 푹 쉬게
하기위해
바쁘다
바뻐!

만 그럴 필요가 없었다.

억지로 자지 않는 것도 힘든 일이지만, 잠이 안 와도 무척 괴롭다. 시험 전날, 새벽 1시까지 공부하고는 컨디션을 위해 자는 것이 좋겠다고 판단했다. 아침 6시까지 5시간 동안 푹 잤으면 좋겠는데, 자려고 누웠지만 잠은 오지 않는다. 뒤척이는 동안 시계의 초침 소리가 생생히 들린다. 겨우 깜박 잠이 든 것 같았는데, 깨어 보니 겨우 1시간이 지났다. 그래도 시험이 끝난 후 푹 잘 수 있으면 불면증이 아니다. 최소 한 달 이상 잠들기 어렵거나 오래 걸리며, 자주 깨거나 깊은 잠을 잘 수 없고, 평소 자는 시간보다 잠자는 시간이 줄어들었다면 불면증으로 진단한다.

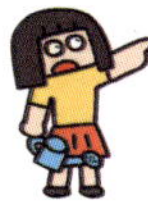 ## 불면증을 고치기 위한 습관

불면증이 오래 지속되면 정말 힘들다. 잠을 못 자는 것보다는 다음 날 낮에 집중이 안 되고 멍한 상태가 유지되는 것이 견디기 어렵다. 저녁만 되면 '오늘 밤은 또 어떻게 보내나' 하는 걱정이 몰려와 잠을 못 자는 것보다 더욱 두렵다. 이런 것을 예기 불안이라고 하는데, 어느 시점이 지나고 나면 '나는 원래 잠을 잘 못 자는 사람이고, 이것 때문에 생활이 엉망진창이다'라는 잘못된 믿음까지 생긴다.

불면증은 진단을 받고 원인을 찾아서 치료해야 한다. 불면증의 상당수는 우울증, 잘못된 식습관, 생활 리듬의 문제, 스트레스, 수면 무호흡증 등과 같은 원인에 의해 발생한다. 그래서 원인을 찾아 제거하면 자연스럽게 불면증도 사라진다. 많은 불면증 환자들이 잠을 자려고 노력하지만 그럴수록 잠이 오지 않으며, 밤새 한잠도 자지 못했다고 주장한다. 그렇지만 뇌파를 찍어서 측정하면 실제로는 꽤 잘 자는 경우가 많다. 이를 '역설적 불면증'이라고 한다.

흔히 불면증으로 고생하는 사람에게 "양 100마리를 세어 봐. 그러면 잠이 올 거야"라고 조언한다. 그런데 정말 잠이 잘 올까? 오히려 산만해져서 잠을 자기 어렵다. 매사에 철저한 사람들이라면 더욱 그렇다. 처음 10여 마리까지는 잘 세다가도 35마리, 36마리 정도에서 헷갈린다. 꼭 100마리를 세어야 잠을 잘 수 있으리라는 잘못된 믿음을 가지고 노력하다 보면 도리어 정신이 또렷해지는 부작용이 일어난다. 그러므로 잠이 안 올 때에는 양을 세기보다 "하나, 둘, 셋"만 반복하면서 숨을 들이쉴 때마다 배가 올라오는 것을 확인하는 복식 호흡을 하는 편이 훨씬 효과적이다.

불면증이 아니더라도 평소 잠을 자는 것이 매끄럽지 않고 스트레스를 받거나 긴장했을 때 잠들기 힘들다면 어떻게 해야 할까? 손을 잘 씻는 것이 병에 걸리지 않는 기본이고 위생 관념이듯이, 잠과 관련해서도 위생적 측면에서 지켜야 할 수칙이 있는데 이를 수면 위생(sleep hygiene)이라고 부른다. 불면증을 호소하는 사람들 중 상당수는 수면 위생에서 권하는 규칙을 제대로 지키지 않아서 잠을 잘 못자는 경우가 많고, 이를 고치기만 해도 쉽게 좋아진다. 대표적인 수면 위생 수칙은 다음과 같다.

① 잠자리에 드는 시간과 일어나는 시간을 최대한 일정하게 유지한다. 아침에 일어나는 시간만큼은 일정하게 지켜라. 잠을 자는 시간에 집착해서 늦게 잔 날에 더 늦게 일어나는 일을 반복하다 보면 불면증이 되기 쉽다.

② 낮잠은 절대 피할 것은 아니다. 오후 2~3시 사이에 30분 이내의 짧은 낮잠은 피로 회복에 도움이 된다. 그러나 불면증이 심할 경우에는 피한다.

③ 오전에 가능한 한 규칙적으로 운동한다. 늦은 시간의 운동은 좋지 않다. 너무 늦은 시간에 운동하면 도리어 몸이 깨어나서 잠을 자기 어렵다.

④ 술이나 카페인이 함유된 음료를 삼간다.

⑤ 너무 덥거나 추운 것은 좋지 않다. 자기 전에 뜨거운 물로 잠깐 목욕하는 것이 근육 이완에 도움이 된다. 반신욕도 좋다.

⑥ 자려고 누웠는데 잡념이 떠올라 뒤척이면 바로 일어난다. 더 누워 있다고 잠이 오지는 않는다. 침대에서는 잠만 잔다. 잠이 안 온다고 침대에서 컴퓨터를 하거나 책을 보거나 TV를 시청하는 것은 좋지 않다. 방 밖에서 TV를 보거나, 책을 보다가 졸리면 침대에 눕는다. 침대는 잠자는 곳이라는 습관을 만들어야 한다.

⑦ 너무 배가 고파도 잠이 오지 않는다. 그렇다고 과식해도 역시 잠

이 오지 않는다. 이른 저녁을 먹고 출출하다면 따뜻하게 덥힌 우유 한 잔과 빵 반 조각 정도로 배를 조금 채우고 잠을 청한다.

⑧ 손목시계를 벗고 방에서 시계를 치운다. 자다가 깨서 시계를 보지 않는 것이 좋다.

⑨ 잠이 오지 않거나 자다가 깬다고 해서 불을 켜지 않는다. 전체적으로 어두운 분위기를 유지하는 것이 좋다. 소음이 심하다면 귀마개, 눈가리개 등으로 불필요한 자극을 차단하는 것도 도움이 된다.

⑩ 수면제는 복용할 수도 있지만, 의사의 처방에 따라 단기간 복용한다.

잠은 꼭 필요한 생리적 현상이다. 잠에 대한 많은 오해 때문에 불면증이 생기고, 스트레스를 받는다. 불면증이 생기더라도 원인을 찾아 해결하면 분명히 좋아지며, 수면 위생만 잘 지켜도 불면증을 예방할 수 있다. "등 따습고 배부른 게 최고"란 말처럼, 잠을 잘 자는 것은 오복(五福)의 하나다.

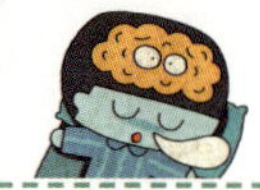

꿈은
왜 꿀까?

"어제 정말 이상한 꿈을 꿨어요. 어릴 때 살던 집인데, 나는 어른이고 식구들은 옛날 모습 그대로인 거예요. 그러다가 장면이 바뀌더니 도둑이 되어서 도망갔는데, 무슨 의미죠?"

정신건강의학과 의사인 내가 자주 받는 질문이다. 간절한 눈으로 나를 바라보는데 "내가 그걸 어떻게 알아요!"라고 단칼에 자를 수가 없다. 그래서 조금 더 듣다가 "매번 반복되는 꿈도 아니고 특별히 연상되는 내용도 없다면 별것 아닐 거예요"라고 안심시키고 자리를 피한다.

사람들은 꿈에 의미가 있다고 여긴다. 그리고 꿈의 의미를 정신건강의학과 의사라면 해석할 수 있으리라 기대한다. 정신 분석의 창시

자 프로이트 덕분이다. 그는 1900년에 발간한 『꿈의 해석』이란 기념비적 책에서, "꿈은 무의식으로 들어가는 왕도"라며 처음으로 꿈의 내용을 바탕으로 억압된 무의식을 탐구했다. 그러나 아무리 프로이트라도 처음 만나는 사람이 무작정 말하는 꿈을 듣고 무의식을 읽을 수는 없다. 꿈에 나오는 몇몇 물건은 상징적인 의미를 갖지만, 정신 분석에서는 일반적이고 보편적인 상징보다 꿈에 나오는 물건들의 개인적인 의미를 더욱 중요하게 여긴다. 분석가가 알고 싶은 것은 그 사람의 무의식이기 때문이다.

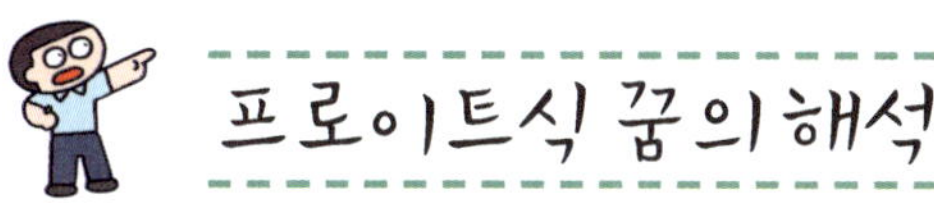

프로이트식 꿈의 해석

프로이트는 무의식적 충동, 꿈을 꾸는 시점에 처한 환경적 요인, 전날 일어난 일, 그리고 밤에 자면서 경험하는 신체적 자극 등이 취합되어 하나의 꿈으로 만들어진다고 말했다. 처음에는 파편적이던 내용이 적합한 상징으로 잘 포장되어 이야기로 만들어지는 2차 가공 과정을 거쳐 다음 날 기억할 수 있는 꿈이 된다는 것이다. 그러므로 조심스레 해체해서 거슬러 올라가면 꿈을 해석할 수 있고, 그 목적지는 바로 진정한 무의식의 세계가 된다.

캐나다에서 정신 분석을 받을 때였다. 하루는 꿈에 휴대폰이 고장 나서 서비스 센터에 고치러 갔다. 폴더형 휴대폰을 분해한 기사는 나에게 송화기와 수화기 사이의 연결 부분에 있는 빨강과 파랑의 두 가지 선을 보여 주며, 여기에 문제가 있어서 통화가 안 된다고 설명했다. 그리고 둘 중 하나를 고르라고 했다. 내가 하나를 고르자, 그는 그 선을 자른 후 휴대폰을 돌려줬다. 전화를 걸었더니, 내 말은 상대편에 들린다는데 나는 상대방의 목소리를 들을 수 없었다. 너무나 답답했다.

이 꿈을 프로이트의 방식으로 해석해 보자. 당시 나는 캐나다에서 영어로 일주일에 4번씩 정신 분석을 받았고, 병원에서 연구하고 진료에 참관했다. 처음에는 무척 헤매다가 몇 달이 지나니 말문이 트였다. 내가 생각하는 바를 어느 정도 말할 수 있는 수준이 되었는데, 여전히 잘 들리지 않아 답답했다. 특히 여럿이 모여서 수다 떠는 시간에는 사람들이 도대체 왜 웃는지 감이 잡히지 않았다. 이 꿈에는 당시의 상황이 반영되어 있었다. 말은 되지만 들리지 않는 상태가 휴대폰 고장으로 연결된 것이다. 게다가 전날 밤 미국 드라마 〈24〉에서 잭 바우어가 폭탄을 제거하는 장면을 시청했던 기억이 남아 있어서 줄을 자른 것이다. 그리고 휴대폰을 고치러 서비스 센터에 갔던 한국에서의 경험이 있었다.

그런데 이 꿈이 당시 나의 어려움만을 의미할까? 조금만 더 깊이 들어가 보자. 지금 돌이켜 보면 분석 시간에 나와 분석가 사이의 전이가 연관된 듯하다. 정신 분석이란 참 힘든 과정이다. 소파에 누워서 45분 동안 죽어라 떠들지만, 치료자는 가뭄에 콩 나듯이 어쩌다 한마디 던질 뿐이다. 그런데 그 귀한 한마디가 이해되지 않아 너무 답답했다. 알아듣기 쉽게 설명해 달라고 하니, 분석가는 영어가 어려운 것이 아니라 내가 이해할 준비가 되지 않아 그런 것이라고 했다. 이때의 답답함과 야속한 감정이 섞여 발생한 부정적 전이(negative transference)◆가 꿈을 꾼 계기였다고 생각한다. 이렇듯 꿈은 한 가지 의미만이 아니라 다양한 층위로 이해할 수 있고, 그래야만 한다.

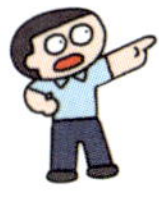

꿈을 해석하는 여러 가지 방법

정신 분석이 존재하기 전에도 사람들은 꿈에 대해 고민했다. 먼 옛날에는 신이 내린 신탁과 같은 예언이라고 여겼다. 인간은 이해할 수 없는 일이 벌어지면 그 일에 의미를 부여하는 존재이기 때문이다. 그래서 신화는 꿈과 연관되어 있다. 오이디푸스가 아버지로부터 버림받은 것도 꿈 때문이었다.

한국에도 꿈과 관련된 설화가 있다. 김유신의 첫째 여동생 보희는 남산이 오줌에 잠기는 꿈을 꾸고 망측하게 여기지만, 둘째 여동생 문희가 상서롭게 여겨 그 꿈을 언니에게 산 후 김춘추의 왕비가 되었다고 한다. 그래서 사람들은 평소 꾸지 않던 꿈을 꾸면 어떤 의미가 있다고 여긴다.

정신 분석에서 갈라진 융(Carl Gustav Jung)의 분석 심리학에서는 프로이트의 정신 분석보다 꿈을 더 중요시한다. 분석 심리학적 정신 분석에서는 꿈이 집단 무의식의 표현이며, 미래를 예측하여 미리 보여 주는 상징적인 의미가 있다고 본다. 그래서 적극적으로 꿈을 꾸고 해석한다. 프로이트의 정신 분석에서는 꿈에 나오는 상징이 지극히 개인적인 의미를 갖는다고 본다. 그래서 꿈에 나오는 내용에 대해 무엇이 떠오르는지 묻는다. 이에 반해 분석 심리학에서는 꿈에 나오는 물체가 집단 무의식을 반영하는 보편적인 상징일 수 있다고 해석한다. 그래서 단어의 의미를 수록한 상징 사전도 참고한다.

똑같은 꿈도 해석하는 방식에 따라 인생에 미치는 영향은 완전히 달라질 수 있다. 영화 〈패밀리 맨〉은 디킨스의 『크리스마스 캐럴』을 현대적으로 각색한 작품이다. 냉혹한 은행가인 주인공은 크리스마스 전날까지도 직원들을 다그쳐 대기업 인수 합병을 지휘한다. 그런데 다음 날 깨어나 보니 전혀 다른 곳이었고, 뉴저지의 평범한 중고차 가게의 매니저로 일하며 대학 동창과 결혼하여 재미없고 지루한 삶을 살고 있었다. 처음에는 이런 삶이 못 견딜 만큼 싫었지만 가정과 사랑의 소중함을 깨닫고 난 후 다시 이전의 모습으로 돌아가 옛사랑을 찾는다.

영화와 소설은 주인공이 꿈을 통해 큰 교훈을 얻고 다른 사람이 되기를 바란다. 그만큼 인간은 바뀌기가 쉽지 않고, 꿈만큼 쉬운 충격

요법은 없기 때문이리라. 앞의 영화에서 주인공이 꾼 꿈은 악몽이었을까, 아니면 좋은 꿈이었을까? 처음에는 다시는 꾸고 싶지 않은 악몽이었을 것이고, 사람이 변하여 인생이 바뀐 후에는 참으로 고마운 꿈이 되었을 것이다. 이렇듯 꿈의 해석에는 정답이 없다.

이왕이면 악몽보다 기분 좋은 꿈을 꾸고 싶어 하는 것은 누구나 마찬가지다. 영화 〈나이트메어〉 시리즈는 악몽이 현실로 변할 때의 두려움을 보여 준다. 연일 악몽에 시달리던 티나는 꿈속에서 보던 괴물에게 처참히 살해당하고 만다. 낸시는 자신의 꿈에도 살인마 프레디가 나오는 것을 알고는 잠을 자지 않고 그에게서 벗어나기 위해 안간힘을 쓴다. 이 영화가 오랫동안 인기를 끌었던 것은 악몽을 싫어하고 악몽이 현실화되지 않기를 바라는 사람들이 원초적 불안감을 반영하고 있기 때문이다. 그러나 악몽은 나쁘지만은 않다. 반복되는 꿈을 찬찬히 생각해 보면 지금 자신이 무엇을 두려워하고 있는지 알 수 있다. 입으로는 괜찮다고 되뇌지만 마음은 그리 편치 않은 상태임을 인정하라고 무의식에서 이야기하는 것이기 때문이다.

이 세상에 꿈을 꾸지 않는 사람은 없다. 다만 기억하지 못할 뿐이다. 무서운 꿈을 기억하지 않기 위해 깊이 잠자려고 노력하지만, 꿈은 인생의 전환점이라는 선물이 되기도 한다.

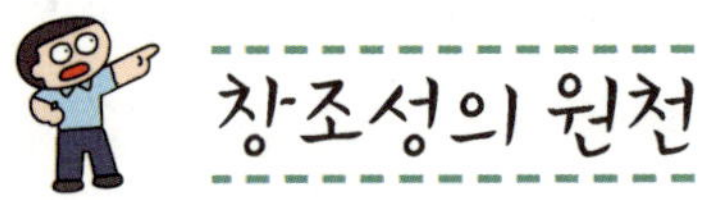

창조성의 원천

1964년 1월 어느 날 아침, 비틀즈의 멤버인 매카트니는 호텔에서 꿈을 꿨다. 현악 앙상블을 들었는데 너무 생생해서 멜로디를 잊을 수 없었다. 바로 잠에서 깨어 멜로디를 연주해 보고는 아름다운 선율에 감탄했다. 그러나 '어디선가 들은 것이겠지'라고 생각하여 3주 동안이나 그 멜로디를 흥얼거리기만 했다. 그리고 만나는 사람들에게 "혹시 이 노래 들어 본 적 없어?"라며 묻고 다녔다. 모두가 처음 들어 본다고 말하자, 그제야 그는 그 멜로디에 가사를 붙여 곡을 완성했다. 바로 비틀즈의 명곡 〈예스터데이〉다.

화학자 케쿨레의 꿈 이야기도 유명하다. 벤젠의 분자 구조를 오랫동안 고민하고도 답을 찾을 수 없던 케쿨레는 난롯가에서 잠시 잠이 들었다. 그리고 뱀이 꼬리를 물고 빙글빙글 도는 꿈을 꾸고는 직관적으로 육각형 형태의 벤젠 고리를 떠올렸다.

두 사람은 단지 운이 좋은 사람들일까? 신의 계시라도 받은 것일까? 현대 과학은 그렇게 생각하지 않는다. 두 사람 모두 자신의 분야에서 대가의 경지에 이른 사람들로, 오랫동안 의식 차원에서 많이 고민했다. 그런데 의식은 항상 논리적으로 생각하도록 통제하는 경향이 있다. 논리적 사고는 일반적으로는 유용하지만, 기존의 한계를 뛰어넘는 새로운 발상을 할 때에는 발목을 잡는 덫이 되기도 한다. 그런데 꿈을 꿀 때만은 이성적 논리 구조로부터 자유로울 수 있다. 즉,

이들의 꿈은 하늘에서 뚝 떨어진 완전히 새로운 지식이 아니라 오랫동안 축적된 지식의 엑기스가 새로운 형태로 통합되어 직관적으로 표현된 것이다. 기존의 틀에서 자유로울 수 있는 공간과 원래의 형체를 알 수 없을 만큼 농축된 지식이 만나 역사적 사건이 일어났다고 말할 수 있다. 만일 매카트니와 케쿨레가 아닌 우리가 똑같은 꿈을 꿨다면, 그저 지나가는 멜로디로 흥얼거리다가 잊어버리거나 이상한 꿈을 꿨다고 여기지 않았을까? 이렇듯 꿈은 준비된 자에게만 의미가 있다.

"꿈보다 해몽"이라는 말이 있듯이 꿈은 여러 가지 의미를 담고 있고 의식하지 못하는 사이에 많은 의미를 전한다. 이 세상에 꿈을 꾸지 않는 사람은 없다. 꿈을 기억하지 못할 뿐이다. 꿈의 의미가 무엇인지 매달릴 필요는 없지만, 꿈이 없다면 삶은 너무 재미없을 것이다. 꿈을 꾸기 때문에 희망을 꿈꾸고, 더 나은 앞날을 기대할 수 있다.

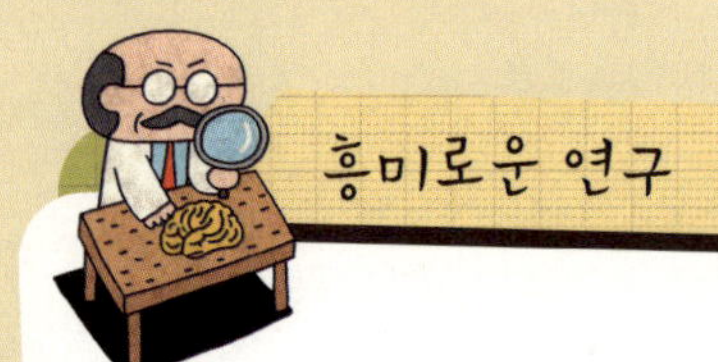

노력하는 사람이 승리한다

|동기 학습 실험|

지능 지수가 높은 사람은 공부를 잘할까? 높은 지능 지수는 학업 성취도에 늘 좋은 영향만 미치는 것일까? 공부를 잘하기 위해서는 어느 정도 이상의 지능 지수가 필요한 것은 사실이다. 그러나 그것이 모든 것을 설명하지는 못한다.

미국 컬럼비아 대학의 드웩(Carol Dweck) 교수는 뉴욕의 20군데 학교의 초등학교 5학년 학생을 대상으로 다음과 같은 연구를 했다. 먼저 아이들을 대상으로 비언어식 지능 검사를 실시하고, 그 또래 아이라면 쉽게 풀 수 있는 문제를 주었다. 검사를 마치고 난 다음 점수를 알려 주면서 한 집단에는 "넌 참 똑똑하구나"라고 칭찬했고, 다른 집단에는 "참 열심히 했구나"라고 칭찬했다. 곧 두 번째 시험을 치르면서 하나는 전처럼 쉬운 문제이고, 다른 하나는 전보다 어려운 문제라고 설명했다. 똑똑하다는 칭찬을 받은 아이는 대부분 쉬운 문제를 선택했고, 노력한다고 칭찬받은 아이의 90퍼센트가 더 어려운 문제를 선택했다. 이에 대해 드웩 교수는 "지능 지수 자체를 칭찬받은 아이는 다음에 도전하는 게임으로 자신의 지능을 확인받으므로 틀릴 수도 있는 모험을 하려 하지 않는다"라고 설명했다.

이번에는 아이들이 모두 풀기 어려운 중학교 수준의 문제를 내고 풀게 했다. 두 집단의 아이들 모두 문제를 풀지 못했다. 그러나 노력을 칭찬받은 집단의 아이들은 끝까지 열심히 풀었고, 문제 해결을 위해 적극적으로 노력했다. 또 이런 문제를 "좋아한다"라고 대답했다. 이에 반해 똑똑하다는 칭찬을 받은 아이는 문제를 끝까지 풀지 않고 비교적 쉽게 포기했고, "똑똑하지 않기 때문에" 풀지 못했다고 대답했다. 마지막으로 드웩 교수는 처음만큼 쉬운 문제를 풀게 했다. 그랬더니, 노력을 칭찬받은 아이는 30퍼센트 정도 성적이 향상되었고, 똑똑하다고 칭찬받은 아이는 20퍼센트 정도 성적이 떨어졌다.

드웩 교수는 이 결과를 마인드세트로 설명한다. 노력을 칭찬받은 아이는 미래를 향해 커 가는 '성장형 마인드세트(growth mindset)'를 갖추어서 시간은 걸리지만 여러 가지 능력을 개발하게 된다. 현재를 걱정하지 않고 능력을 발전시키는 데 집중하기 때문이다. 이에 반해 똑똑하다는 칭찬을 받는 경우 현재에 안주하는 '고착형 마인드세트(fixed mindset)'를 갖게 되어 더 이상 노력하지 않는다.

이와 같이 한 번의 지능 지수 검사에서 좋은 평가가 나오는 것이 경우에 따라서 독이 될 수도 있다. 중요한 것은 과정에 대한 노력이다. 열심히 노력했다는 칭찬이 성장형 마인드세트의 자양분이 되며, 이것이 문제를 해결하고 일을 풀어 가는 데 가장 중요한 힘이 된다.

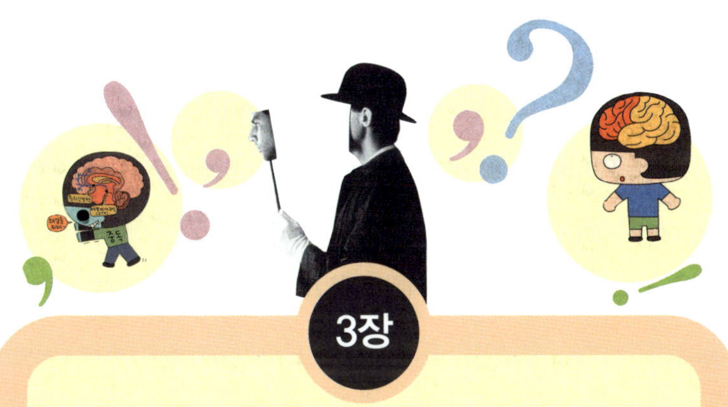

이런 것도
정신병일까?

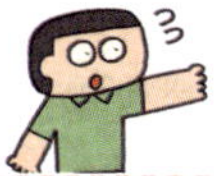

부러지지 않는 유연한 마음

융통성

한적한 시골길. 지나가는 차는 한 대도 없고 주변에는 드넓은 논만 가득해서 인적조차 드문 곳인데도 어김없이 신호등은 바뀐다. 오랜만에 차가 한 대 지나가다 붉은 신호등이 켜지자 잠시 멈칫했다. 그러나 반대편에서 오는 차가 없어서 무시하고 좌회전을 했다. 이를 가만히 지켜보던 경찰은 차를 세우고 신호 위반을 지적하며 면허증을 내놓으라고 한다. 급히 가야 할 곳이 있어서 그랬다면서 한 번만 봐 달라고 사정하지만, 경찰은 면허증을 내놓으라고 재차 말한다. 그제야 운전자는 신분을 밝힌다.

"내가 이번에 새로 부임하는 서장인데……."

그런데도 교통경찰은 우렁차게 경례한 후 딱지를 뗀다. 서장에게 찍힌 교통경찰은 결국 인생이 꼬인다.

영화 〈바르게 살자〉의 도입부다. 주인공 정도만은 정도(正道)가 아니면 가지 않는 사람으로 고지식하기가 이루 말할 데가 없다. 경찰을 천직으로 알고 법을 지키지 않는 사람을 잡기 위해 노력하지만, 경찰 내부에서도 융통성 없는 성격은 골칫거리다. 그 덕분에 원래 형사였다가 교통경찰로 좌천당하기까지 했다. 이 영화는 지지리도 융통성 없는 사람이 이 사회에서 살아가는 어려움을 모의 은행 강도라는 상황에 펼쳐 놓은 풍자 코미디다.

융통성이 없고 고지식하면 좋은 사람 같지만, 가까이 지내다 보면 옆에 있는 사람은 답답하고 분통이 터져서 견디기 힘들 때도 많다. 길 건너 가게에 가야 하는데, 짐도 많아서 힘들다고 하자. 그런데 횡단보도가 없어서 200미터 전방에 있는 지하도로 건너야만 한다. 마침 오가는 차는 보이지 않는다. 정도만 같은 사람이라면 추호의 망설임도 없이 200미터를 걸어가서 지하도를 건널 것이다. 무단횡단이 큰 죄도 아니고, 차가 다니는 것도 아닌데 말이다.

그러나 정해진 규칙은 힘들더라도 지켜야 한다는 것이 이런 사람의 신념이다. 그 사람이야 그렇게 살든 말든 상관없지만, 행여 동행하는 사람이 있다면 난처하지 않을까? 힘들어 죽겠으니 이번만 그냥 건너자고 설득하려 애쓰지만, 곧 포기하고 그를 따라 먼 길을 돌아가면서 "너랑 다시는 같이 안 다녀"라고 굳게 결심할지도 모른다. 이 사람들은 병이라도 걸린 것일까?

고지식함 vs 융통성

누구나 지켜야 할 규칙이 있고, 규칙을 지켜야 서로를 믿고 의지하며 살아갈 수 있다. 그렇지만 규칙만 고집하는 것도 그리 좋은 일은 아니다. 누구나 융통성을 발휘할 때도 있고, 절대 타협하지 못하는 부분도 있다. 도대체 왜 그런 것일까? 인간에게 융통성은 어떤 의미이고 어떤 식으로 발달하는지 살펴보면, 고지식함이라는 답답한 사고 체계의 순기능과 부작용을 이해할 수 있다.

융통성은 "그때그때의 사정과 형편을 보아 일을 처리하는 재주, 또는 일의 형편에 따라 적절하게 처리하는 재주"라고 정의된다. A라는 상황에 A1으로 반응했는데 상황이 B로 바뀌었다면 그에 맞춰 A1을 고집하지 않고 B1으로 반응할 줄 알아야 한다는 말이다. 영어로는 'flexibility, adaptability'라고 하는데, 환경에 잘 적응하는 능력 혹은 유연성으로 해석할 수 있다.

유연하게 일을 처리하고 상황에 따라 행동과 판단을 적절하게 달리하여 적응하는 일은 뇌의 전두엽(frontal lobe)에서 주관한다. 대뇌의 30퍼센트를 차지하는 전두엽은 무게만큼이나 다양한 기능을 갖고 있다. 언어의 유창함, 충동의 억제, 집중력, 개념이나 상징을 이해하고 다룰 수 있는 추상적 사고 능력, 계획을 세우고 그에 따라 행동하는 것 등을 들

전두엽
대뇌 반구의 앞부분으로 기억력과 사고력 등 고도의 정신 작용을 관장한다.

수 있다. 그중에서 특히 중요한 능력이 사고의 유연성이다. 상황이 바뀌었을 때 이전의 방식을 고집하지 않고 그 상황에 걸맞은 행동을 하는 것은 전두엽에 손상을 입은 환자라면 불가능하다. "우리나라의 수도는 어디이지요?"라고 물으면 환자는 "서울"이라고 대답한다. "그렇다면 일본의 수도는 어디인가요?"라고 물어도 환자는 또다시 "서울"이라고 대답한다. 이렇듯 상황이 바뀌었는데도 이전의 상황에 머물러 있는 것을 정신 병리 용어로 보속증(perseveration)이라고 한다. 이렇듯 융통성이 결여되면 한군데에 머물러 있을 뿐, 변화에 적절히 대응하지 못한다.

전두엽이 대뇌에서 차지하는 비중이 크다 보니 정상적인 발달 과정도 다른 영역에 비해 가장 느리다. 그렇기 때문에 아이들은 어느 나이까지는 매우 고지식하고 융통성이 없어야 정상이다. 물이 얼면 얼음이 되고 끓으면 수증기가 된다는 사실을 이해하지 못하는 것도 전두엽이 덜 발달되었기 때문이다. 초등학교 저학년 때는 놀이를 하다가 친구가 슬쩍 반칙해도 도저히 이해하지 못하고 화를 내며 엉엉 울기까지 하는 것도 전두엽이 덜 발달했기 때문이다. 그러나 대부분 일정한 나이가 되면 융통성이 생기고 세상을 보는 눈이 넓어진다. 결국 '상식 차원에서 허용되는 생각의 유연함', '상황에 따른 적절한 처신'이 가능해진다. 이런 능력은 급박하게 변하는 현대 사회에 잘 적응하는 데 필수적이다.

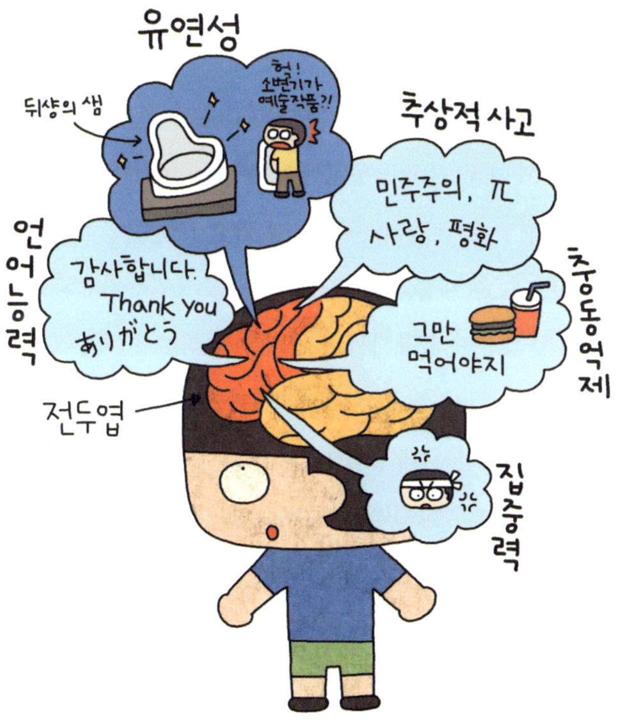
유연성
뒤샹의 샘
헉!
소변기가
예술작품?!
추상적 사고
언어능력
민주주의, π
사랑, 평화
감사합니다.
Thank you
ありがとう
충동억제
그만
먹어야지
전두엽
집중력

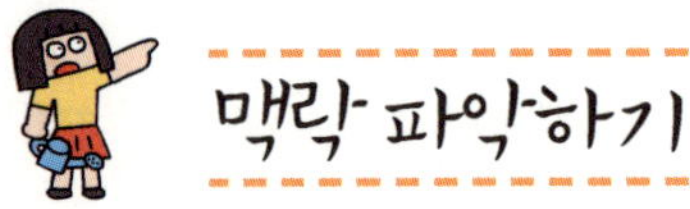

그런데 문제는 유연함에만 있지 않다. 고지식한 사람의 또 다른 특징은 행간의 의미를 읽지 못하고 겉으로 드러난 대로만 해석한다는 것이다. 가정 형편이 좋지 않은 친구가 소풍날 도시락을 싸 오지 못해서 점심시간에 슬쩍 사라지려 하는 장면을 생각해 보자. "어디 가?"라고 물어보니, 친구는 "응, 아까 올 때 차멀미를 했는지 속이 안 좋네. 쉬다가 올게"라고 대답한다. 잘 놀던 친구가 멀미했을 리가 없으니 그 말의 숨은 뜻을 이해하고 친구의 난처함에 공감하거나 같이 먹자고 할 수도 있을 텐데, 고지식한 사람은 "아, 그렇구나. 잘 쉬다 와"라며 있는 그대로 받아들인다.

살다 보면 말을 돌려 하거나 맥락을 파악해서 반응해야 할 상황이 생긴다. "눈치 빠른 놈은 절에 가서도 새우젓을 얻어먹는다"라는 속담처럼, 맥락을 파악해서 요령껏 대처하는 능력을 '눈치'라고 한다. 고지식한 사람은 결정적으로 눈치가 없다. 좋게 말하면 소신이 있고 명령에 따라 한 치의 오차도 없이 실행한다고 할 수도 있지만, 이런 사람과 의사소통하기는 무척 힘들다. 직접적으로 말하기가 난감하거나 자신의 감정을 바로 드러내기 싫어서 말을 돌려 해야 하는 상황은 매일 일어나기 때문이다.

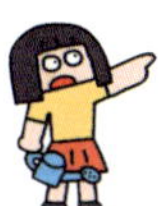# 정도를 지키는 사회에 필요한 것

　답답하기 짝이 없는 정도만을 보면서 박장대소하면서도, 내심 그가 성공하길 바라는 이유는 무엇일까? 융통성이 지나치다 못해 "귀에 걸면 귀걸이, 코에 걸면 코걸이" 식의 임기응변이 우리 사회에 만연해 있기 때문이다. '옳은 자가 이기는 것이 아니라 이긴 자가 옳은' 상황이 비일비재하고, 잘못을 저지른 사람은 합당한 대가를 치르기보다 '불가피한 상황'으로 합리화를 시도하는 우리 사회에서는 도리어 정도만처럼 융통성 없이 원칙을 고수하는 사람을 응원하고 싶다. 그런 사람이 늘어나면 세상을 조금은 예측할 수 있지 않을까 하는 기대 때문이리라.

　통계에서 신뢰도(reliability)란 어떤 일을 반복해서 시행할 때 같은 값이 나오는 정도를 말한다. 사회도 그러하다. 융통성과 자의적 해석이 지나치다 보면 신뢰도가 떨어진다. 매번 상황이 바뀌었다면서 다른 잣대를 들이대거나 해석을 달리하면, 그 값은 들쭉날쭉이다. 신뢰도가 떨어진 사회는 불안정하고, 그 안에서 사는 사람들의 마음도 불안정해진다. 앞이 보이지 않을 만큼 안개가 자욱한 길을 따라 낯선 장소를 찾아가는 듯한 긴장감 속에 살아야 하기 때문이다. 정도만 같은 사람과 함께 있으면 답답하지만, 그를 이해하게 되면 적어도 다음 행동은 예측할 수 있다.

　융통성은 사회적 관계라는 톱니바퀴들이 매끄럽게 돌아가게 하는 윤활유와 같다. 그러나 게임의 법칙이라는 커다란 틀이 안정적으로 존재할 때 그 가치가 빛난다. 답답해 보이지만 자신의 길을 묵묵히 가는 사람이 존경스러운 것은 융통성을 발휘해서 쉬운 길로 빠지고픈 유혹을 참고 견디는 능력 때문이다. 고지식하게 큰 틀을 지키되 그 안에서는 자기 나름대로 융통성을 발휘해서 상황에 맞춰 적절히 속도를 조절하거나 대응하는 방식을 바꿀 수 있다면, 세상은 더불어 살기 편한 곳이 될 것이다.

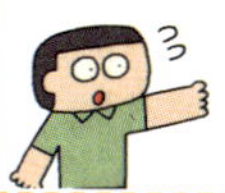

끊임없는 긴장 상태

스트레스

지난 일주일간 "스트레스 받아서 못살아"라는 말을 하지 않은 독자는 아마도 없을 것이다. 그만큼 청소년들은 스트레스에서 자유롭지 못하다. 그래서 부모들은 조기 유학을 보내거나 대안학교로 옮길 결심을 하기도 한다. 스트레스의 원인인 과중한 학업과 치열한 입시 경쟁에서 벗어나면 아이들이 행복해지리라고 믿기 때문이다. 그런데 정말 그럴까? 그렇다면 입시 경쟁을 뚫고 원하는 대학에 진학한 학생들은 스트레스 따위는 전혀 받지 않는, 그 정도 스트레스는 코끼리가 모기에 물린 것마냥 가볍게 여기는 독종일까? 또 입시만 벗어나면 스트레스가 영원히 사라지는 것일까? '스트레스 제로'의 그 날은 과연 올까?

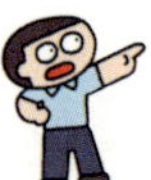
스트레스에 대한 오해와 진실

스트레스(stress)는 라틴어 'strictus, stringere'에서 유래되었다. 우리말로는 '팽팽하다, 좁다'는 뜻이다. 이 말을 지금의 의미로 사용하기 시작한 것은 그리 오래된 일이 아니다. 캐나다의 생화학자 셀리에(Hans Selye)가 1936년에 '개인에게 의미 있는 것으로 지각되는 외적·내적 자극'이라고 정의했다. 그 후 100년도 지나지 않아 이역만리 한국에서도 스트레스는 어느새 일상어가 되었다.

스트레스는 본래 개체의 생존과 안녕을 위한 생리적 반응이다. 외적·내적 자극을 받으면 긴장하고 다양한 호르몬을 분비하여 적절히 반응하며 응급 상황을 이겨 낸다. 파충류에서 조류로 넘어오면서 닫힌 혈류 시스템이 구축되고, 호르몬이 분비되어 몸 안에서 돌고 도는 피드백 시스템이 발달하여 스트레스에 반응할 수 있게끔 되었다. 포유류는 스트레스 호르몬을 받아들이거나 분비하도록 명령하는 뇌의 부위가 발달해서 훨씬 복잡한 방식으로 스트레스에 대처할 수 있다. 이런 진화의 과정에서 만들어진 결과물이 스트레스 시스템이다.

사막을 걷고 있다고 가정해 보자. 이때 부스럭거리는 소리가 나면서 길쭉한 물체가 '스슥' 하고 지나가는 것 같다. 그러면 심박 수가 증가하고 온몸은 긴장하면서 자극에 대한 반응 시간이 짧아지고 시력과 청력의 민감도는 높아진다. 아주 짧은 시간에 몸은 '위험한 일이 벌어졌다'고 여기고 전투 및 방어 태세를 갖춘다. 그리고 '싸울지, 도망칠지(fight or flight)' 결정한다. 그저 바람에 흩날린 나뭇가지였다면 바로 경계 태세를 풀겠지만, 방울뱀이라면 도망가야 한다. 잠깐이라도 방심하면 생명을 잃을 수도 있다. 토끼를 잡기 위해 창을 들고 사냥하던 원시인이라면 사막에서 뱀을 만났을 때와 비슷한 반응을 보이다가 토끼라는 것을 아는 순간 창을 던졌을 것이다. 그리고 긴장한 만큼 에너지가 더해져서 더 정확하고 빠르게 창을 겨눌 수 있다.

스트레스 반응은 위험한 상황에 처한 개체가 생존하게끔 하고, 먹이를 잡을 때 효율성을 높이는 데에서 시작되었다. 결국 스트레스란 인간이 환경에 잘 적응하고 변화하기 위한 기능이다. 그런데 지금 스트레스란 단어는 '애물단지'로 이해된다. 왜 그런 것일까?

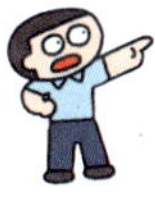

스트레스 반응의 원리

현대 사회에서는 뱀이나 호랑이와 맞닥뜨리는 등 목숨이 위험할 일이 거의 없다. 그런데도 인간의 뇌가 스트레스성 자극에 반응하는 양상은 10만 년 전과 크게 다르지 않다. 그러나 현대인들은 수백 년 전에 비해 예측할 수 없는 자극에 둘러싸여 있기 때문에, 오히려 끊임없는 긴장으로 스트레스를 더 많이 느낀다. 인간의 뇌가 현대적인 환경에 맞춰 스트레스 자극 반응을 진화시키는 데 겨우 200년 남짓한 시간은 너무 짧다.

　반응 시스템을 바꿀 수 없다면 대뇌에서 인식의 틀을 바꾸면 되지 않을까? 그러나 이것도 쉬운 일이 아니다. 스트레스에 대한 반응은 크게 2가지 과정을 거쳐 이루어진다. 눈과 귀로 위험하다고 인지할 만한 모호한 자극이 들어오면 일단 자율 신경계가 반응하는데, 시상(thalamus)◆과 편도체(amygdala)◆에서 뇌하수체, 부신 피질 등을 자극해서 아드레날린, 코티솔 등의 스트레스 호르몬을 대량으로 방출한다. 그러고 나서 복내측 전두엽(ventromedial frontal lobe)에서는 이것이 무엇인지 판단한다. 별일이 아니라고 판명되면 긴장을 풀라는 신호를 보내고, 진짜라면 도망가라고 명령한다. 대상이 무엇인지 완전히 파악하는 데 걸리는 시간조차도 아까운 위급한 상황이 생길 수 있으니, 일단 화재 경보를 울리고 나중에 어디에서, 얼마나 큰 불이 났는지 알아보는 편이 낫다는 식이다. 이는 효율성의 관점에서 진화·발전된 것으로, 뇌의 효율성과 생존력을 높이기 위한 불가피한 선택이었다.

　임상 심리학자인 라자루스(Lazarus)에 의하면, 생리적 반응에 더해서 인지적으로 한 번 경험한 일은 학습된다고 한다. 즉, 예전과 비슷한 상황이 나타나면 실제로 그런 일이 벌어지지 않았는데도 몸에서 반응하는 예측 시스템까지도 갖추게 된다. 이는 인간이 스트레스를 잘 다루고 더욱 안전해지기 위한 적응 과정이었다. 그런데 진화의 결과가 지금에 와서는 도리어 현대인의 발목을 잡는 꼴이 되었다. 시험에 한 번 실패하고 나면 시험이란 말만 나와도 불안해지고, 시험이 다가올수록 더욱 긴장한다. 호랑이처럼 눈에 보이는 위험이 아닌데도 '한 번의 경험'이라는 무형의 기억이 스트레스의 근원이 된 것이다.

그렇다면 스트레스란 무조건 나쁜 것일까? 상을 받기 위해 연단 앞에서 기다리거나 결혼식장에서 신부가 입장을 기다리면서 '혹시 드레스에 발이 걸려 넘어지면 어쩌지?'라며 긴장할 때도 스트레스 받을 때와 똑같이 반응한다. 그런 의미에서 일상적으로 경험하는 불편하고 괴로운 스트레스를 디스트레스(distress)라고 하고, 좋은 일이지만 자율 신경계가 스트레스 반응을 보이는 것을 유스트레스(eustress)라고 부르기도 한다. 월드컵 경기를 보다가 한국 선수가 골을 넣자 환호성을 지르다가 심장 마비로 사망한 사람도 유스트레스가 지나쳤기 때문이다.

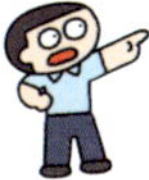
스트레스를 대하는 건강한 태도

스트레스가 만병의 근원이라고 하는데, 정말 그럴까? 맞기도 하고 틀리기도 하다. 평소 스트레스를 잘 관리한다면 병에 대해 내성이 있는 사람이라고 할 수 있다. 웬만한 생활 스트레스로는 자율 신경계가 지나치게 반응하여 몸이라는 하드웨어가 손상되지 않는다. 그렇지만 만성적으로 일정 수준 이상의 스트레스를 받으면, 그때는 신체적인 문제가 발생할 수 있다. 특정한 스트레스에 대해 특정한 질환이 생긴다고 밝혀진 바는 없지만, 스트레스를 반복적으로 받는데도 해소할 수 없다면 몸에 무리가 간다.

스트레스를 불러일으키는 자극은 사람에 따라, 어떻게 해석하는가에 따라 강도가 다르다고 느낀다. 그렇지만 반응 시스템은 보편적이다. 한 개체가 받아들일 수 있는 수준일 때에는 일시적으로 혈압이 상승하고, 가슴이 뛰고, 온몸이 긴장되는 가역적인 반응을 보인다.

그러나 그 수준을 넘어서서 지속되는 경우, 가장 약한 부위에 비가역적인 손상을 입을 수 있다. 그 경우 다양한 신체 질환이 발생하는데, 이런 질환은 스트레스의 원인을 발견해서 해결함으로써 증상을 완화한다고 해도 증상이 남으며, 다시 스트레스를 경험하게 되면 제일 먼저 그 증상부터 나타난다. 말하자면 스트레스가 기질적으로 약한 부분의 스위치를 켜고, 한번 스위치가 켜지면 질환은 알아서 발전한다.

그렇다면 스트레스를 관리하는 데 가장 중요한 것은 무엇일까? 지금까지 알려진 바로는 '예측 가능성'과 '조절 가능성'이다. 앞으로 가야 할 길을 예측할 수 있게끔 조정하고, 능력에 맞추어 페이스를 조절하며, 현재 상황을 장악할 수 있다고 느낄수록 주관적으로 느끼는 스트레스는 훨씬 줄어들고 심리적, 신체적 안정감은 커진다.

10대들은 앞날을 예측하기 어렵다고 여기고, 입시라는 커다란 임무 앞에서 무기력과 스트레스를 느낄 것이다. 그러나 청소년기에는 앞으로 해야 할 일이 명확하고, 공부와 가족과의 관계도 페이스 조절이 가능하다. 도리어 20대나 30대로 넘어가면 앞날을 바라보고 예측하기도 어렵고, 삶을 마음대로 조절하거나 장악하기도 어렵다. 부모님들이 "지금이 좋은 때지"라며 말하는 것은 이런 뜻에서다.

스트레스란 중력과도 같아서, 절대 없앨 수 없는 우리 몸의 기본 시스템이다. 그보다는 잘 관리하고 경영하려 적극적으로 노력해야 건강하게 스트레스에 대처할 수 있다.

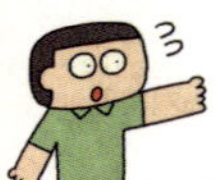

무기력한 것도 병이 될까?

우울증

　　요즘 청소년들은 우울하다. 매년 바뀌는 대학 입시 제도 때문에 시험 준비하느라 정신없고, 학교 수업을 마치면 야간 자율 학습을 하거나 학원에 가야 한다. 친구들과 마음을 터놓고 싶어도, 조금만 긴장을 늦추면 왕따가 될지도 모른다. 어느새 입에서는 "아, 우울해"라는 말이 떨어지지 않는다. 돌이켜 보니 행복했던 시간은 산타클로스가 선물을 갖다준다고 믿던 순진하기 그지없던 어릴 때뿐인 것 같다. 어찌어찌해서 대학에 들어간다고 해도 인생은 행복해질 것 같지 않다. 취업이 안 되어 고생하는 형이나 회사에서 스트레스 받고 집에서 화풀이하는 아버지를 보면, 눈을 감는 그날까지 우울함은 가시지 않을 것만 같다.

그런데 ‘우울’이 무엇인지 묻는다면 잘 대답할 수 있을까? ‘기분 나쁜 것’, ‘처지는 것’, ‘슬픈 마음’, ‘짜증나는 것’이라고 대답하겠지만, 막상 우울함, 우울증에 대해 정확히 대답할 수 있는 사람은 많지 않다. 도대체 ‘우울함’의 정체는 무엇일까?

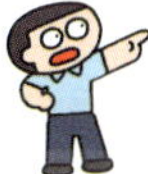

우울함의 본래 역할

우울증이 아닌 우울한 감정은 누구나 느끼는 기분이다. 왜 우울한 것일까? 인간에게 쓸데없는 감정이란 없고, 우울한 감정도 우리에게 필요하기 때문이다. 우울함은 위험을 감지할 수 있도록, 안 좋은 일이 벌어질 테니 조심하고 대비하며 긴장하도록 모니터링하는 것이다. 우울하면 상황을 비판적으로 바라보고, 일이 잘되었을 때보다는 잘되지 않았을 때의 결과에 주의를 기울인다. 그 과정을 거치며 더욱 신중해지고, 만에 하나 있을 사고를 예방할 수 있다.

과유불급(過猶不及)이란 말이 있듯이, 무엇이든 지나치면 좋지 않다. 우울한 감정을 동원하여 주변을 경계하는 것은 좋지만, 이 시스템이 지나치게 작동하게 되면 부정적인 관점을 우선시할 만한 상황이 아닌데도 모든 일을 부정적으로 해석하고 판단하고 행동하게 된다. 그러면 우울증이 온다.

우울증적인 감정 시스템에 잘 빠지는 사람, 즉 우울증에 취약한 기질이 있다. 클로닝거(Robert Cloninger)라는 미국의 정신과 의사는 기질을 네 가지로 분류했는데, 이것은 독립적이고 배타적으로 유전되며 생리적, 생화학적으로 각기 다른 특징을 갖는다고 했다. 그중 세로토닌이라는 신경 전달 물질과 관련된 '위험 회피성(harm avoidance)'이 우울증과 연관이 있다. 위험 회피성이 높으면 수줍음이 많고 외부의 평가에 예민하다. 항상 긴장하고, 위험을 감지하는 데 민감하다. 그래서 치료가 필요한 수준의 우울증에 걸릴 위험이 많다.

흔히 우울증은 과거에 마음의 상처를 입어서 생긴다고 생각한다. 그러나 똑같은 사고를 당하고도 한 사람은 우울증이나 외상 후 스트레스 장애와 같은 후유증을 앓는 데 반해 다른 사람은 아무 일 없었다는 듯이 금방 털고 일어나 일상생활로 복귀하는 경우, 이는 기질적 차이에서 비롯된다.

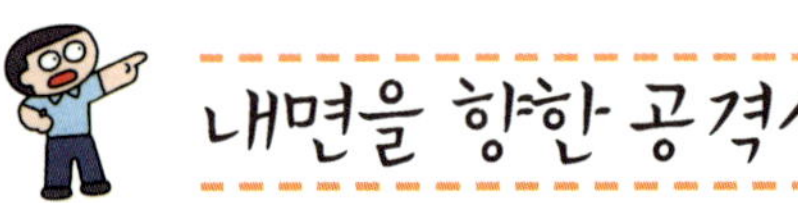

내면을 향한 공격성

정신 분석학적으로 우울함은 '내면을 향해 총구를 돌린 공격성'으로 설명한다. 어떤 상황에 대해 화가 나고 부당한 일에 대해 분노를 표현하는 원초적 공격성은 누구나 갖고 있다. 그래서 억울한 일을 당했을 때 화를 내고 소리 지르고 나면 속이 후련해진다. 그런데 어찌하다 보니 공격성의 총구가 외부가 아닌 자신에게 돌아가는 경우가 있다. 남 탓만 해도 문제이지만, '내 탓이오'라며 자책하고 모든 일이 자신으로 인해 벌어졌다고 여겨서 자신에게 공격성을 분출하는 것도 문제다. 결국 내면은 만신창이가 되고 자긍심은 땅으로 떨어져서 '쓸모없는 인간'이라는 자괴감만 남는다.

인간에게는 '어떤 것을 하고 싶다, 이루고 싶다'는 이상적인 목표가 있는데, 자신의 모습과는 너무 동떨어져 있어서 도저히 달성할 수 없을 것 같은 현실에 직면하면 우울감이 커진다. 반에서 하위권에 있으면서 명문대에 들어가겠다는 실현하기 어려운 목표를 세웠다면 우울감의 원인이 된다. 자신이 갖고 있거나 성취한 것은 보지 않고 갖고 있지 못한 것만 바라거나, 남과 끊임없이 비교하며 열등감을 느끼고 자신이 못하고 있다고 주관적으로 판단하는 경향은 목표와 현실 사이의 괴리를 넓히는 주범이다. "벼는 익을수록 고개를 숙인다"는 속담은 괜히 잘난 척하지 말라는 사회 문화적 규범을 가리킨다. 그러나 '익지도 않았는데 고개부터 숙이고 보는' 것은 자신을 소중히 여기지 못하게 하며, 우울하고 위축된 정신세계를 형성할 뿐이다. 무엇보다 '나는 소중하다'는 마음을 잊어서는 안 된다.

그러나 반복적으로 상처받고 무슨 일이든 꼬이기만 하면 자신도 모르는 사이에 스스로에 대한 평가가 나빠지고 우울해질 수밖에 없다. 사람은 기본적으로 튼튼해서 안 좋은 일이 하나 정도라면 힘들어도 견뎌 낼 수 있다. 그렇지만 여러 가지 일이 동시에 일어난다면 어떨까?

60세 할머니가 진료실에 찾아온 적이 있다. 작은 의류 회사를 가족들과 함께 경영하고 있었는데, 최근 납품하던 회사가 부도가 나면서 많은 손해를 보게 되었다. 처음 겪는 일은 아니었기에 힘들었지만 견딜 만했다. 그런데 아들이 갑자기 이혼했다면서 어머니와 함께 살겠다고 집으로 들어왔다. 게다가 얼마 전에 받은 건강 검진에서 당뇨병을 진단받고 약을 복용하기 시작했다. 남편이 3년 전에 사망했을 때에도 이렇게 힘들지는 않았는데, 여러 가지 일을 한 번에 당하고 나니 자신감도 사라지고 견디기 어렵다는 생각이 들면서 무릎이 꺾이는 것을 느꼈다. 회사에 나가서 일을 처리해야 하는데 머리가 돌아가지 않아서 넋 놓고 있는 날이 이어졌다. 그러다가 이렇게 사느니 죽는 편이 낫겠다는 극단적인 생각까지 하게 되자 병원을 찾아온 것이다. 할머니는 모든 사건이 자신의 탓이고, 이제 다 끝났으며 앞으로 상황이 나아질 만큼 좋은 일은 절대로 일어나지 않을 것이라 믿었다. 상황도 절망적인데 몸도 안 좋아서 죽을 일만 남은 것 같다며 자신의 처지를 비관했다.

이러한 상황을 설명하는 모델 중 하나가 '학습된 무기력(learned helplessness)'이다. 심리학자 셀리그먼(Edwin Robert Seligman)은 상자 안에 개를 넣어 두고 전등에 불이 들어오면 바닥에 전기가 흐르게끔 장치했는데, 개는 바로 앞의 벽을 뛰어넘어 도망갈 수 있었다. 이렇게 훈련한 후에 이번에는 개를 묶어 놓았다. 전기가 흐르자 개는 도망가려 했으나 묶여 있어서 도망갈 수 없었다. 이 상황이 여러 번 반복되자, 개는 피하려는 시도를 포기해 버렸다. 나중에는 묶은 줄을 풀고 도망갈 수 있게끔 해 주었는데도 개는 도망가지 않게 되었고,

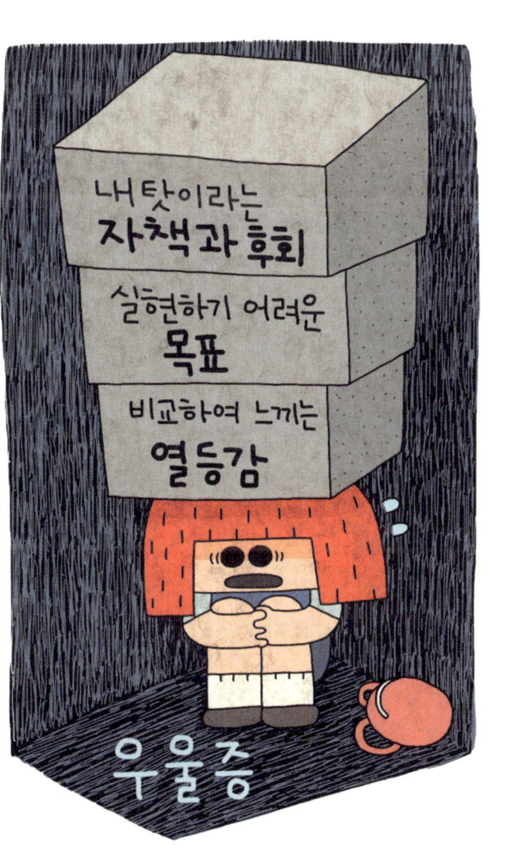

내 탓이라는
자책과 후회
실현하기 어려운
목표
비교하여 느끼는
열등감
우울증

상자 밖에서의 생활도 전과 달리 활기를 잃어버렸다. 이렇듯, 도저히 도망칠 수 없이 옴짝달싹할 수 없는 상황에 몰리면 무력감이 학습되어 해결책을 찾으려 하지 않고 무기력해진다.

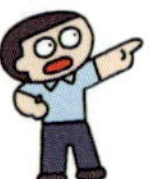

우울함의 동굴을 벗어나라

인생을 살다 보면 통제할 수 없는 상황에 의해 가야 할 길이 온통 진흙탕이 되어 버리고 길을 잃을 때가 있다. 이때 운명과 세상을 탓하면서 주저앉는다면 우울증적 세계관을 가진 사람이다. 물론 신중하고 위험을 예민하게 감지하므로, 돌다리도 두드려 보고 건넌다는 심정으로 고민에 고민을 거듭하면서 조심스럽게 행동해 왔을 것이다. 이는 장점이다.

그러나 신중한 만큼 기회를 놓치기 쉽고, 실패의 경험은 남들보다 오래 남아서 삶의 속도에 제동을 건다. 그러다 보면 어느 순간부터는 벡(Aaron Beck)이 이야기한 우울증적 사고방식이 굳어진다. '모든 불행은 나 때문에 벌어진 것'이고 '세상은 내게 불리한 방향으로만 돌아갈 것'이며, 더 나아가 '이런 진창 같은 인생사는 나아지지 않고 영원히 계속될 것'이라는 굳은 믿음이 형성된다. 그래서 어쩌다 좋은 일이 생기더라도 '그럴 리 없어, 내게 이런 일이 생긴 것은 실수이거나 더 안 좋은 일이 벌어질 전조일 뿐이야. 기뻐해서는 안 돼'라며 제 풀에 실망하고 자신의 성취를 평가절하한다.

온통 안 좋은 일만 일어난다고 해서 신세를 한탄하며 주저앉아 우울함의 굴을 팔 것인가, 아니면 힘들어도 자신에게 주어진 상황에 최선을 다하며 한발 한발 묵묵히 걸어갈 것인가? 5년 혹은 10년이 지난 후에 돌아본다면 후회스럽지 않은 삶을 살았다고 말할 수 있는 사람은 누구일까? 우울함은 내면을 평가하고 실수를 막아 주지만, 어두운 본성에 사로잡히면 삶의 만족과 행복에서 점점 멀어진다. 선택은 누가 해 주는 것이 아니다. 나중에 "왜 이 길로 가라고 그랬어?"라고 울면서 얘기해 봤자 소용없다. 남의 인생을 대신 살아 주는 사람은 없다.

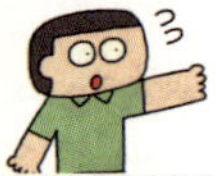

잘못된 믿음을 고수하는 이유

망상

20대의 청년이 부모와 함께 진료실로 들어섰다. 6개월 전부터 미행하는 사람들이 있다는 것이다. 대학교 강의실에도 후드를 뒤집어쓴 사람이 자신을 지켜보고 쫓아다니며, 같은 과의 친구들도 믿을 수 없다고 했다. 아파트 건너편 동에 미행하는 사람이 집을 얻어서 24시간 감시하기 때문에, 베란다에도 못 나가고 낮에도 커튼을 치고 지내야 한다고 호소했다. 무엇 때문에 감시하는 것 같은지 묻자, 청년은 자신도 이유를 알 수 없다고, 그래서 더 답답하다고 했다. 아마도 정보기관인 것 같다고 대답했다.

정보기관은 이유도 없이 평범한 대학생을 미행하고 도청할 정도로 한가하지 않으며 그럴 예산도 없을 것이라고 상식적으로 설명하고 설득했지만, 청년은 요지부동이었다. 며칠 전에는 건널목 건너편에 서 있는 사람에게 갑자기 달려가 멱살잡이를 하며 "왜 쫓아와!"라고 화를 내는 바람에 부모가 병원에 데리고 온 것이다.

이 청년은 피해망상이었다. 망상(delusion)은 현실에 대한 올바르지 않은 추론에 입각해 수립한 잘못된 믿음이라고 정의할 수 있다. 그 믿음은 매우 굳건해서 명백한 증거를 제시하거나 주변 사람이 설득해도 절대 흔들리지 않는다. 당대의 사회 문화적 상식에서 보더라도 무척 동떨어져 있다. 일시적으로 괴상한 생각을 한다고 해서 망상이라고는 하지 않으며, 한 사람의 행동을 좌지우지하고 가치 판단과 행동에 중심적인 역할을 하며 일상생활에도 영향을 미칠 때 망상증이라고 판단한다.

망상은 종류도 가지가지다. 가장 흔한 것이 누군가 나를 해칠지도 모른다는 피해망상이다. 연예인과 서로 사랑한다고 믿거나 그와 사귀는 사람을 질투하는 애정 망상, 질투 망상도 흔하다. 자신이 우주를 지배할 수 있는 힘을 가졌다고 믿는 과대망상, 종교적인 체험을 믿는 종교 망상, 큰 병에 걸렸다고 믿는 바람에 수없이 검사해서 정상임을 입증해도 믿지 못하는 신체 망상이 있다. 삼촌이 아버지를 죽였다는 햄릿의 믿음도 사실은 망상일지 모르며, 데스데모나에 대한 집착이 질투 망상으로 이어진 오델로의 비극도 망상과 관련된 대표적인 사례다.

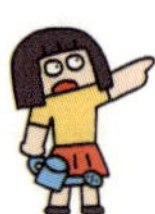

초기 정보 처리에 실패하면

망상은 일반적 사고 체계와 밀접한 연관이 있다. 대개 잘 모르는 일이 벌어지면 그 원인을 찾거나 현상의 실체를 파악하려 애쓴다. 기존에 갖고 있는 지식에 맞춰 보고, 맞지 않는 면이 있다면 지식 체계를 수정하려 한다.

그런데 처음 들어오는 정보를 기존의 체계로는 도저히 설명할 수 없다면 문제가 발생한다. 지금 이 글을 읽고 있는 순간에도 옆자리에서 친구들은 떠들거나 귀로 음악을 듣고 있을지 모른다. 그런데도 이 책에 집중할 수 있는 이유는 자신이 원하는 곳에 선택적으로 집중하여 유지할 수 있는 능력이 있기 때문이다. 망상이 주된 증상인 정신분열증(schizophrenia)◆ 환자들은 바로 '선택적 집중' 능력에 문제가 있다.

선택적 집중은 무차별적으로 입력된 정보 중에서 타깃 신호(signal)와 잡음(noise)을 구별해서 걸러 낸다. 이는 전화나 라디오를 들을 때 매끄러운 소리를 들려주도록 필요한 소리만 걸러 내는 기술과 같은 메커니즘이다. 100만큼의 자극이 들어왔는데 중요한 10개만 골라서 걸러 내면 다음에 그 정보를 처리하기는 아주 손쉬워진다. 이는 대뇌가 정보를 처

정신분열증

망상, 환청, 와해된 언어, 정서적 둔감 등의 증상과 더불어 사회적 기능에 장애를 일으킨다. 만성적이고 치료 결과가 좋지 않아서 환자나 가족들이 상당히 고통을 겪는 질환이다. 최근 조현병으로 개명했다.

리할 때 효율성을 높이기 위해 꼭 필요한 시스템이다.

그런데 정보 처리 능력에 문제가 생겨서 신호와 잡음에 대한 초기 정보를 제대로 처리할 수 없다면 어떻게 될까? 100의 자극이 왔는데 30~40의 잡음이 물밀듯이 들어온다면 뇌는 많이 놀랄 것이다. 갑자기 일상적인 업무에 과부하가 걸렸기 때문이다. 그다음에는 중요하거나 위험한 일이 생겼기 때문에 이 정도의 자극이 들어왔으리라 여기고 바짝 긴장하며, 사고 체계는 공습경보가 울리는 민방위 훈련 모드로 바뀐다. 쿵쿵거리는 소리도 평범한 소음보다는 지진이나 화재 같은 카테고리에서 먼저 사고하게 된다. 그래도 답이 나오지 않으면 좀 더 극단적이면서 흔치 않은 옵션을 선택한다. 오직 '나만을 대상'으로 이런 일들이 벌어진다는 확신이다.

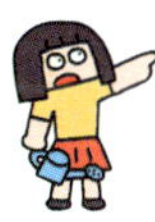

망상의 기본 체계

길을 걸어가는데 전과 달리 사람들이 나를 쳐다보는 것 같다. 사실 그 사람은 내 뒤의 간판을 쳐다보고 있는데 말이다. 처음에는 얼굴에 무엇이 묻었는지 살펴보고, 단추가 잘못 채워졌는지 확인한다. 그러나 문제가 없음을 확인하고 나면 예외적인 상황에만 작동하는 사고 체계가 움직이면서 "누가 사람을 시켜서 나를 미행하고 있다"라고 믿게 된다. 잘못한 일이 없고 특별히 그럴 만한 사람도 없는데도 자꾸 이상한 감각을 느끼고 불안해지기 때문이다. 이러한 생각은 다른 부분에서도 비슷한 경험을 하면서 확대·재생산된다.

쉬는 시간에 친구들이 콜라를 마시면서 대화하고 있어서 끼려고 했더니 수업 종이 울렸다. 평소 같으면 내가 자판기에서 콜라를 뽑을 때까지 기다려 줄 텐데, 나만 남기고 교실로 모두 들어가 버린다. 예전 같으면 그러려니 했겠지만 망상의 초기 틀이 만들어진 다음에는 '친구들까지도 나를 따돌리고 감시하고 있구나'라고 확신한다.

쉽게 망상에 빠져드는 것은 인지 체계에 '결론으로 점프하기(JTC, jumping-to-conclusions)'라는 특징이 있기 때문이다. 어떤 상황이 벌어지면 확률적으로 가능한 변수를 예측하고, 적합한 증거가 있다면 가설에 맞춰 결론을 내린다. 그런데 JTC에 오류가 생기면 증거가 불충분한데도 처음 세운 가설이 결론으로 점프한다. 그러면 처음 느낀 이상한 감각이나 정보 처리의 과부하에 대해 자기 나름의 가설을 세운다. '왜 급식 때 내 밥만 적게 줄까?', '영어 선생님이 왜 나만 시킬까?'라며 예외적이지만 반복되는 일상적인 현상에 대해 이유를 찾으려 할 때가 있다.

대부분의 경우에는 증거가 불충분하기에 피해망상으로까지 발전하지는 않는다. 그러나 엎친 데 덮친 격이라고, 예전에는 소음으로 치부할 만한 정보까지 의미를 갖고 대뇌의 정보 처리 시스템에 들어와 새로운 프레임을 만들어 내라고 요구하는 바람에 과부하가 걸려 있는데 충분한 증거 없이 바로 결론을 내리는 습성까지 있으니, 망상이 무럭무럭 자랄 토양이 형성된 셈이다.

야스퍼스(Karl Jaspers)◆는 "망상이 왜 생기는지는 알 수 없지만, 망상의 내용과 그 사람의 관계는 이해할 수 있다"고 말했다. 망상은 만들어지기는 했지만 무조건 없애야 할 대상은 아니다. 모든 증상에는 의미가 있다. 아무리 비정상적인 생각이라고 해도 한 사람의 마음속에 자리 잡고 숨 쉬고 있다면 의미 있는 것이다. 망상이 현실적이지 않고 그 사람의 현재 행동과 생각을 지배하는 바람에 일상생활은 엉망이라도, 망상을 없애 버릴 대상으로만 바라보지 말고 어떤 과정을 통해 주도적이고 중요한 생각으로 자리 잡았는지 이해하려고 노력해야 한다.

증상은 문의 역할을 한다. 문을 열고 들어가야 안에 자리 잡고 있는 '원인'을 만날 수 있다. 망상이라는 문에 문제가 있다고 부수면, 원인을 알 길도 같이 사라진다. 또한 망상이 그 사람을 지탱하는 힘인 경우, 망상을 약물 치료로 없애거나 부정할 수 없는 강력한 증거를 들이대어 망상이라고 인정하게 만들면 오히려 위험할 수 있다. 망상이 허위이고 오해였다는 것을 인정하는 순간, 몇 년 동안 추구해 온 신념은 산산이 부서지고 그동안 살아 온 시간들도 의미를 잃는다. 게다가 마음이 갑자기 텅 비어 버리면서 기둥이 사라진 집처럼 순식간에 마음 전체가 붕괴되어 버릴 수도 있다.

그런 의미에서 망상을 갖고 있는 사람에게 접근할 때는 신중해야 한다. 무조건 망상을 부정하며 없애려 하면 강하게 방어하고 저항할 뿐이다. 그보다는 망상의 이유와 의미를 찾아내고 이를 존중하고 인정하면서, 그가 마음의 문을 열게끔 하는 것이 첫 번째 단계다. 바로 현실로 끌어오기보다는 서서히 다가올 수 있게끔 여유를 갖는 것이 중요하다.

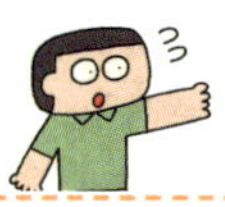

멈출 수 없는 즐거움을
어떻게 멈추지?

중독

"하루라도 널 보지 않으면 견딜 수 없어. 하루 종일 네 생각만 해. 어떻게 하지? 너에게 중독된 것 같아. 책임져."

한참 분위기 좋은 닭살 커플들의 대화다. 술도 마약도 아닌 사람에게 중독되었다고? 그것이 가능할까?

중독(addiction)이란 원래 의학 용어이지만, 지금은 흔히 사용하는 일상용어가 되었다. 명확하게 정의하기 어려운 사회 현상이 벌어졌을 때 사용하는 신드롬(syndrome)이라는 용어도 원래 질병(disorder)으로 정확히 진단하거나 원인을 규명하기 전에 증상, 징후, 다양한 특징을 뭉뚱그려 부르는 의학 용어다. 쇼핑 중독, 초콜릿 중독, 게임 중독 등 중독이라는 말도 자주 사용한다. 그런데 곰곰이 생각해 보면 흔히 사용하는 단어라도 의미와 개념을 정확히 알고 사용하는 경우는 드물다. 아는 만큼 보인다고 하니, 이번에는 '중독'에 대해 알아보자.

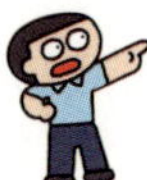 ## 중독의 본래 의미

중독은 '특정 행동이 건강과 사회생활에 해가 될 것임을 알면서도 반복적으로 하고 싶은 욕구가 생기는 집착적 강박'이라고 할 수 있다. 현대 정신 의학에서는 중독이라는 단어가 상용되면서 오해의 여지가 있다고 보고, '남용(abuse)'와 '의존(dependence)'으로 나누어 정의한다.

남용은 일상적인 양보다 많은 양의 물질을 섭취하고 그로 인해 사회생활에 문제가 생기는 것을 말한다. 콜라를 매일 한 병 정도 마신다면 남용은 아니다. 그러나 한 번에 페트병 2개를 단번에 마시는 사람은 콜라를 남용하는 것이다. 다시 말해 통상적인 1인분의 몇 배를 한 번에 복용하거나 사용하는 것이 남용이다.

한편 의존에는 특징적인 증상이 있다. 먼저 '내성'이다. 같은 효과를 얻기 위해 사용해야 하는 양이 늘어나거나 물질 혹은 행동을 원하는 시간이 점점 짧아진다. 예전에는 진통제를 12시간 간격으로 1알만 먹으면 통증이 가라앉았는데, 이제는 6시간 간격으로 2알은 먹어야 한다면 내성이 생겼다고 본다.

두 번째 증상은 제시간에 섭취하지 않으면 경험하는 심리적, 생리적 금단 증상이다. 생리적 금단 증상은 물질이 작용하던 생물학적 기전이 멈춰지면서 역작용이 일어나는 것이다. 나른함을 느끼게 하는 약물은 흥분과 초조 또는 불안을, 짜릿함을 주는 약물은 나른함과 공허함을 느끼게 한다. 금단 증상은 무척이나 괴롭기 때문에 끊거나 줄이려는 노력을 포기하고 다시 그 물질을 복용하게 만든다. 그래서 중독된 사람은 그것을 찾아 헤매고, 편안히 복용하거나 사용하는 환경을 만드는 데 온 시간과 에너지를 쏟아 붓는다. 이를 구갈(craving)이라고 한다.

점차 그 행동은 즐거움을 위한 일시적 여흥이 아니라 삶의 중심으로 자리 잡는다. 그래서 해야 할 일이나 일상적 인간관계에 어려움이 생긴다. 그 행동 말고는 더 이상 재미있거나 성취감을 느끼는 일이 없기 때문이다. 술을 마시다가 다음 날 지각하거나, 게임하다가 밤을 새다가 학교에 가서 졸거나, 시험 전날인데도 여자 친구와 통화하느라 공부하지 못하는 것이 좋은 예다.

이런 일이 자주 반복되면, 보다 못해 주변에서 "좀 줄이는 것이 어때?"라고 충고한다. 처음에는 정신이 번쩍 들어서 조절하려 노력한다. 그러나 이미 중독 단계에 접어든 사람은 쉽사리 끊지 못한다. 이제 그것 없이 사는 삶은 상상할 수 없다. '들어올 때는 마음대로 들어와도 나갈 때는 마음대로 못 나간다'는 깡패 집단의 논리가 여기에도 작용한다. 깡패 집단에 일단 들어가면 나가고 싶어도 나가기 쉽지 않다. 마찬가지로 중독에서 벗어나려 할 때 보복하는 행동대장은 '금단'이다. 강렬한 금단 증상을 경험하고 나면 다시는 벗어날 생각은 엄두도 못 내고 그 행동에 몸을 내맡기고 만다.

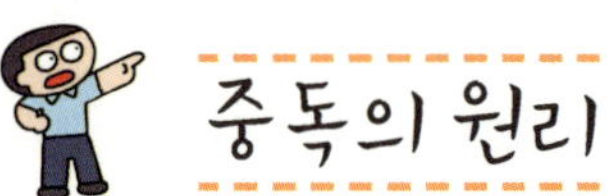 ## 중독의 원리

도대체 무엇이 그리 좋아서 몇 번 만에 중독이 될까? 어떤 행동이 즐거움을 주면 그 행동을 반복하고 싶은 욕구가 강화된다. 이를 동기 강화라고 하는데, 이는 뇌 변연계(limbic system)◆의 중변연 도파민 시스템(mesolimbic dopaminergic system)의 보상 관련 학습으로 이루어진다. 해부학적으로는 배쪽 피개 구역(VTA, ventral tegmental area), 측위 신경핵(nucleus accumbens) 및 이 둘을 잇는 도파민 섬유소가 중요한 역할을 한다. 특히 이곳을 자극하는 물질이 들어오면 강화는 더욱 강렬해진다. 코카인과 같은 중독성 물질은 이곳에 직접적으로 작용하여 흥분감과 다행감을 느끼게 하고 행동의 강화를 부추긴다.

그런 물질이 아니더라도 도박해서 크게 땄을 때의 쾌감, 누군가를 사랑하게 되었을 때 느끼는 짜릿함, 평소 갖고 싶던 물건을 '질렀을 때' 경험하는 충만감도 뇌 신경 회로를 강화한다. 그래서 점차 그 행동에 중독되는 것

> **변연계**
> 동기와 정서를 주로 담당한다고 여겨지는 일련의 뇌 구조물로 대뇌 피질과 시상 하부 사이의 경계 부분에 위치한 해마, 편도체 등을 가리킨다.

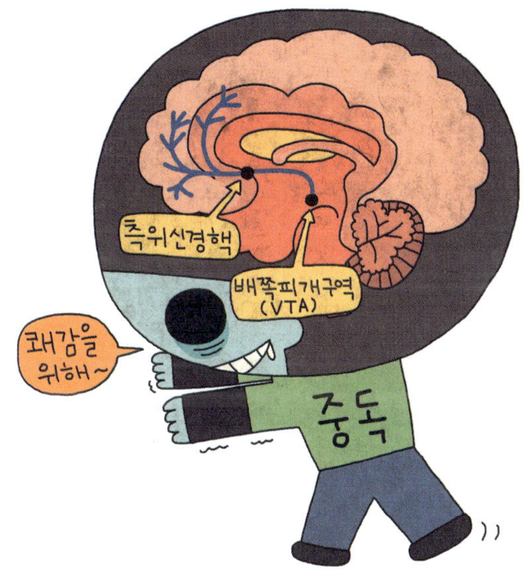

이다. 예전에는 마약, 술, 담배와 같이 몸 안에 들어가는 물질에 의해
서만 중독된다고 생각했지만, 요즘에는 '행위 중독'이라고 해서 도박
중독, 게임 중독과 같은 중독적인 행동 역시 신경계의 학습과 보상
기전은 비슷하리라고 본다.

일부 연구에서는 알코올이나 도박 중독에 빠지는 사람들은 '감각
추구형(sensational seeking)' 기질이 강하다고 한다. 같은 일을 반복

하는 것을 싫어하고, 위험한 일을 피하기보다는 직접 경험하기를 즐기며, 새로운 일을 시도한 후 실패해도 상처받지 않는 생물학적으로 타고난 성격을 지녔다고 한다. 이런 기질을 가진 이들은 끊임없이 자극을 추구하므로 잠시도 따분함을 견디지 못하고 더 큰 자극을 찾아 헤맨다.

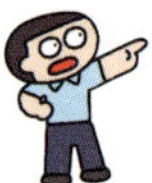 ## 균형 잡힌 삶을 위한 중독

한 가지 일에 미친 듯이 매진하는 것도 중독이다. 중독의 보상 회로가 그 일을 할 때 기쁨을 경험하게 하면서 그 일을 반복하도록 더욱 강화시켜 주기 때문이다. 중독되면 시야가 좁아지고, 우선순위를 나눌 때 그 일 한 가지와 나머지로 확연히 갈린다.

한 가지 운동이나 취미를 시작하면 열중하는 것도 어찌 보면 '중독'이다. 일시적인 중독은 삶의 활력소가 되고, 새로운 것을 학습하게끔 동기를 부여한다. 어느 정도 시간이 지나면 즐거움이나 집착은 줄어들고, 일상생활에 새로운 취미나 운동이 자연스레 스며들어 일부분을 차지한다. 이렇듯 삶이 균형을 되찾으며 조금씩 업그레이드되는 것이다. 이것이 중독이란 시스템의 순기능이다.

그러나 인간에게 중독이란 치명적인 유혹이다. 그래서 빠져나오지 못하는 사람들이 많고, 삶의 균형이 깨질 때까지 오직 '달리기'만 해서 후유증이 남는 안타까운 상황이 벌어진다. 그러므로 유혹을 즐기며 삶의 원동력으로 삼되, 참고 절제할 수 있는 의지력이 필요하다. 유혹에 빠져 헤어 나오지 못한다면 '공부에 중독'되었다고 해도 건강하고 행복한 삶이라고는 할 수 없다. 한 가지만 쌓이고 커지다 보면 어딘가는 비거나 허물어지기 때문이다.

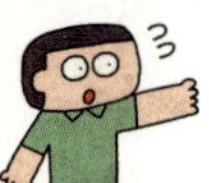

성 정체성 바로 알기

동성애

"우리 가족은 평화를 사랑합니다. 그런데 왜 올해 4살이 된 철수는 군복 색깔의 옷을 좋아하고 총을 갖고 싶어 할까요?"

"제가 분홍색이나 빨강색을 좋아하지 않아서 그런 옷은 갖고 있지 않아요. 그런데 왜 제 딸 나희는 유치원에 다니는 것도 아니고 주변에서 본 적도 없는데, 리본과 분홍색 옷을 좋아할까요?"

흔히 듣는 질문이다. 어떤 사람은 각자의 성 역할에 대해 사회에서 은연중에 노출되어 학습된 것이 성 정체성을 결정한다고 주장한다. 가족 안에서 학습하지 않아도 TV를 보거나 다른 사람들의 모습을 보면서, 남자아이는 총을 좋아하고 여자아이는 분홍색을 자연스럽게 좋아하게 된다는 말이다. 한편 생물학적으로 남성과 여성은 성호르몬의 분비가 다르고 그것이 뇌에 영향을 미치는 정도도 다르기 때문에, 이로 인해 취향이나 선택, 행동이 달라진다고 주장하기도 한다. 남성 호르몬이 많은 남자아이들은 공격적인 놀이와 경쟁을 선호하고, 여성 호르몬이 많은 여자아이는 감정이 풍부한 특징이 있다는 것이다.

성은 타고나는 것일까, 아니면 양육과 경험에 의해 학습되는 것일까? 우선 용어부터 정리해 보자.

성 정체성(sexual identity)은 염색체와 해부학적 구조에 따라 남자는 XY 염색체와 남성의 성기를, 여성은 XX 염색체와 여성의 성기를 갖는 것을 뜻한다. 어머니 배 속에서는 염색체의 차이로 각기 다른 성호르몬이 분비되고, 그 영향으로 남성과 여성의 성기가 따로 발달한다.

성 주체성(gender identity)은 자신이 남성인지 여성인지 인식하는 것을 말하는데, 대개 만 2~3세 사이에 자연스럽게 깨닫는다. 그 후로 성기의 모양, 유전적 영향, 생리학적 호르몬이 뇌에 미치는 영향, 가정 환경에서 보고 배운 것, 문화적 영향 등이 복합적으로 작용해서 구체적으로 발달한다. 대부분은 성 정체성과 같은 성 주체성을 형성한다.

성 역할(gender role)은 성 주체성에 속한다고도 할 수 있는데, 사회적으로 남녀가 일상적으로 하는 역할을 학습하는 것이다. 생물학적으로 기반이 되는 성호르몬이나 유전자가 영향을 미치지만, 기본적으로는 보고 배운다. 문화나 집단의 영향도 많이 받는다. 보수적이고 가부장적인 집안에서 익힌 남성의 성 역할과 자유로운 집안에서 익힌 남성의 성 역할은 상당히 다르다. 어느 정도 자라면서 개인적 취향도 영향을 미친다. 간혹 성 주체성에서 요구하는 성 역할에 저항하고 이와 달리 행동하는 사람도 있다.

마지막으로 성 지향성(sexual orientation)은 성적으로 매력을 느끼는 성이 무엇인지를 의미한다. 이성애, 동성애, 양성애로 나눌 수 있다.

이 네 가지 용어로 유명인을 분류해 보면 모호한 개념을 이해하기 쉬울 것이다. 트렌스젠더 가수 H씨의 성 정체성은 남성이다. 그러나 자신의 성 주체성이 여성이라고 깨닫고, 성인이 된 후 성전환 수술을 받았다. 염색체는 남성이지만, 외부의 성기 모양이나 가슴, 목젖 등을 여성의 것으로 전환했다. 성 역할도 여성이며, 남성과 살고 있다. 이 경우 H씨의 성 정체성은 남성이지만, 성 주체성은 여성인 트랜스섹슈얼(transsexual)◆이고, 마음은 여성이면서 남성을 사랑하므로 동성애자가 아닌 이성애자다. 커밍아웃한 방송인 H씨는? 그의 성 정체성과 성 주체성은 남성이다. 성 역할도 남성이다. 일반적인 남성들과 다른 면이 있기는 하다. 그는 남성을 좋아한다고 밝혔으므로, 그의 성 지향성은 동성애다.

게이라 불리는 동성애자는 정신 질환자일까? 물론 아니다. 1973년에 미국 정신 의학회는 동성애를 정신 질환에서 제외했다. 미국의

트랜스섹슈얼
수술 등을 통해 생물학적인 성을 버리고 정신적인 성으로 사는 사람들로 트랜스젠더(transgender)라고도 한다.

통계로 동성애자는 인구의 2~4퍼센트로 알려져 있다. 일반적으로 청소년기를 전후해서 자신의 성 지향성을 깨닫는데, 동성애가 사회에서 용인되지 않는 경우가 많으므로 성 지향성을 인식하고 파트너를 찾고 안정적인 관계를 맺으면서 정상적인 사회생활을 하는 데 어려움을 겪는다. 자신의 성 지향성을 깨달았지만 자아가 너무 불편하고 괴롭다면 정신적 혼란을 극복하고 사회에 적응하기 위해 정신 치료를 받아야 한다.

어느 순간이 되면 가족과 주변 사람들에게 성 지향성을 밝혀야 하는 순간이 온다. 이를 '커밍아웃'이라고 한다. 이는 '옷장에서 나오기(coming out of the closet)'에서 유래했는데, 숨어 지내던 동성애자가 자신의 성 지향성을 온전히 받아들이고 사회적 편견을 감수하고도 성 지향성을 당당히 밝히는 과정을 은유적으로 표현한 말이다. 그 과정에서 상처를 받거나 비난의 대상이 될 수도 있다. 당사자뿐 아니라 가족들이 우울증이나 심한 절망감, 혼란을 경험할 때도 있다. 그렇다면 상담을 받는 것이 좋다. 성 지향성을 되돌리는 것이 아니라, 동성애를 이해하고 이 또한 정상적인 성 지향성임을 서서히 받아들이며 충격을 최소화하는 것이 목적이다. 마지막으로 마음의 준비가 되지 않은 상태에서 주변 사람들에게 성 지향성이 알려지는 것도 문제가 된다. 이를 '아우팅(outing)'이라고 하는데, 당사자에게 매우 큰 충격을 줄 수 있고 폭력으로 규정되기도 한다.

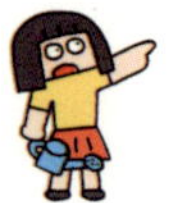

성은 타고난 것일까?

캐나다의 데이비드 라이머는 1965년에 쌍둥이로 태어났다. 어릴 때 이름은 브루스였고, 동생은 브라이언이었다. 당시에는 어릴 때 포경 수술을 하는 게 유행이어서 생후 8개월에 수술을 받다가 전기 소작기를 잘못 작동하여 성기가 다 타 버리고 말았다. 당황한 의사는 부모와 상의했다. 당시 미국 존스홉킨스 대학의 심리학자 머니(John Money)는 성 역할과 성 주체성은 충분히 학습될 수 있다며, 성은 선천적으로 결정되는 것이 아니라 사회적 요인에 의해 결정된다고 주장했다. 이에 공감한 부모는 여자아이로 성전환해서 키우기로 결정했다. 그래서 이름을 브렌다로 바꾸고 여자아이로 키웠다.

안타깝게도 브렌다는 여자아이처럼 길러졌지만 남자아이처럼 행동했고, 학교에서도 말괄량이어서 문제를 일으켰다. 주기적으로 머니 박사와 상담했지만 호전되지 않았다. 14세에 브렌다는 자신이 남자로 태어났다는 사실을 알고 매우 놀랐다. 그제야 왜 자신이 그렇게 이상하게 느껴지고 맞지 않는 옷을 입은 것 같았는지 깨달았다. 결국 다시 남성으로 돌아가기로 결정하고 여러 번의 수술 끝에 성전환을 했고 이름을 데이비드로 바꿨다. 이후에도 정신적 고통은 지속되었다. 그는 이 시도가 얼마나 잘못되었는지 알리기 위해 전국에서 강연을 했다. 그러나 결혼에 실패하고, 부모에 대한 원망으로 항상 갈등을 빚었으며, 쌍둥이 동생이 자살하는 사건이 이어지자 결국 2004년

그도 스스로 생을 마감했다.

　이처럼 부모나 타인의 의해 성 정체성이 정해지는 것은 비극이다. 사람이 살아가는 데 '남성인가, 여성인가'의 문제는 정체성을 결정하는 기본적인 요소다. 성인이 되어 자신의 성 주체성을 충분히 인식하고 이를 실현하기 위해 노력하는 것은 개인의 결단이다. 성전환은 매우 중요하고도 힘든 결정이고, 수술 과정도 복잡하고 큰 고통이 따른다. 그렇기 때문에 수술 전에 오랫동안 상담하고, 그 결정이 올바른지 심사숙고해야 한다. 수술을 결정한 사람들은 성 정체성에 반하는 성 주체성을 갖고 살아왔으므로, 수술을 통해 성 주체성에 어울리는 외모를 갖고 싶어 한다. 그렇지만 한번 수술하면 다시 돌이키기 어렵기 때문에 수술 전에 적어도 1년간 원하는 성 주체성과 성 역할로 살아 보기를 권한다. 여성이 되려는 남성은 여성으로 살아 보고 정말 가능할지, 자신에게 맞는다고 여기는지 확인할 시간을 갖는 것이다.

　성 정체성에는 생각해 볼 부분이 많다. 성은 생물학적인 면이 기본적으로 작용하지만, 사회 문화적인 부분도 상당히 큰 영향을 끼친다. 다양한 관점에서 성을 바라보면 성 소수자가 틀리거나 고쳐야 할 대상이 아니라 다를 뿐이라는 사실을 받아들이고 이해하게 될 것이다. 사회는 소수를 존중하고 여러 가지 다양성을 받아들이고 함께하면서 발전한다. 성의 다양성도 사회의 다양성이자 인간의 정체성을 구성하는 다양성으로 인식했으면 한다. 다를 뿐, 틀린 것이 아니다.

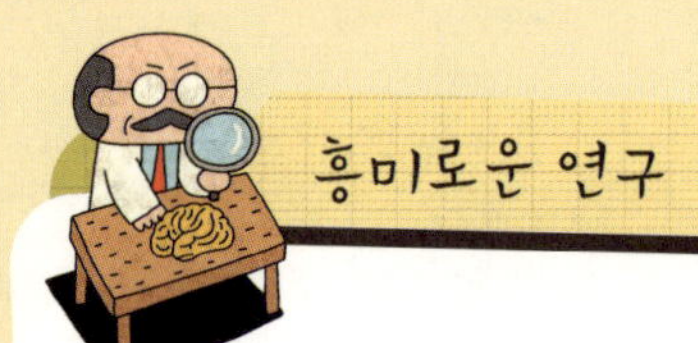

2등은 기억되지 않는다

| 은메달·동메달 만족도 분석 실험 |

닐 암스트롱은 최초로 달 표면을 걸었던 사람이다. 그렇다면 두 번째는 누구일까? 미국의 초대 대통령은 조지 워싱턴이다. 그렇다면 두 번째 대통령의 이름은? 질레트는 세계 최초로 안전면도기를 선보였다. 그러면 두 번째는 어디에서 만들었는가? 우리나라 국보 1호는 남대문이다. 국보 2호는?

답이 떠오르는가? 정확한 답을 말하는 사람들은 그리 많지 않을 것이다. 1등만 기억하기에도 벅차기 때문이다. 그렇다면 2등을 한 당사자의 마음은 어떤지 궁금해한 학자들이 있었다.

미국 코넬 대학에서 1992년 하계올림픽 때, 은메달을 딴 선수들과 동메달을 딴 선수들을 비디오로 찍었다. 그리고 그들의 표정을 비교·분석했다. 금, 은, 동의 순서로 기분이 좋으리라 예측했는데, 결과는 딴판이었다. 금메달을 딴 선수는 당연히 행복해 보였고, 동메달을 딴 선수들도 그만큼 행복해 보였다. 이에 반해 은메달을 딴 선수들의 표정은 좋지 않았다.

은메달을 딴 선수들이 동메달을 딴 선수들보다 불행해 보인 이유
는 금메달을 딴 선수를 보면서 '내가 1등 할 수도 있었을 텐데'라고
아쉬워하며 후회하기 때문이다. 그러나 동메달을 딴 선수들은 '하마
터면 시상대에 오르지도 못할 뻔했네'라고 생각하면서 안도감과 행복
감을 느낀다.

이것을 '반대되는 대안'이라고 한다. 40점 받을 줄 알았는데 50점
을 받으면 기분이 좋다. 100점을 기대했다가 80점을 받은 사람보다
기분이 좋을 것이다. 즉, '기대치'를 어디에 두느냐에 따라, 결과에 대
한 만족도는 달라진다.

그렇다고 무작정 기대치를 낮출 필요는 없다. 실망하는 것이 무섭
다고 기대치를 너무 낮춰서 잡는 사람도 있다. "꼴찌만 안 하면 다행
이죠"라는 우승 후보들이 그렇다. 그러나 기대치가 적당해야 노력할
마음이 생긴다.

충분히 노력했고 최선을 다했다면, 은메달을 따고 나서 금메달을
딴 선수를 바라보며 후회와 미련을 갖기보다는 동메달을 따서 시상
대에 올랐다고 기뻐하는 선수의 마음을 가지려고 노력하는 편이 낫
지 않을까.

2등은 아무도 기억하지 않는다. 그래서 괴로울 수도 있다. 그러나
2등이 3등보다 더 괴로울 이유도, 뛸 듯이 기뻐하면 안 될 이유도 없
다. 남에게 기억되는 것보다 더 중요한 것은 '스스로가 정한 기대치
에 얼마나 부응했느냐' 하는, 자기 자신의 잣대이기 때문이다.

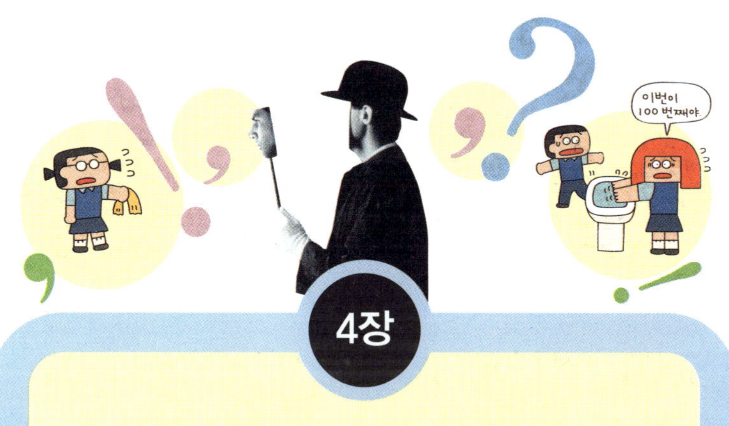

고장 난 정신을
고칠 수 있을까?

psychiatry

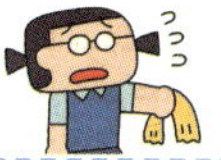

무너진 영혼의
돌이킬 수 없는 선택

자살

　　의대에 재학하던 시절 정신과 수업을 듣는데, 한 교수님이 퀴즈를 냈다.

　"정신과와 다른 과를 나누는 아주 쉽고도 중요한 기준이 있다. 그것이 무엇인지 아니?"

　"정신과에는 미친 사람이 오고, 다른 과에는 멀쩡한 사람이 온다는 거죠."

　"정신과는 마음을 다루고, 다른 과는 몸을 다룹니다."

　우리는 생각나는 대로 대답했다. 교수님은 웃으며 이렇게 대답했다.

　"여러분들의 대답에도 일리는 있다. 그러나 내가 생각할 때 가장 분명한 차이는 일반 병원을 찾는 환자들은 '살려 주세요'라고 도움을 청하러 오지만, 정신과를 찾는 환자는 '죽고 싶다'며 찾아온다는 것이다. 환자들의 지향점이 180도 다르다."

　자살은 생각보다 흔하다. 특히 20~30대에서는 사망 원인 1위이고, 15~19세 사이에서는 2위다. 한국만이 아니라 미국에서도 15~19세 사이의 청소년 사망 원인의 3위가 자살이다(참고로 미국의 경우 2위는 타살이다). 암과 같은 불치병은 현대 의학의 발전과 함께 사망률이 급속도로 낮아지고 있고, 교통사고와 같은 사고사도 안전 수칙을 준수하면 예방이 가능하다. 그렇지만 자살만은 당사자가 자의적으로 저지르는 것이기 때문에 예방하기가 쉽지 않다.

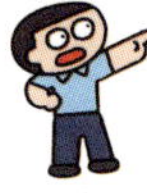

청소년기의 충동적이고 즉흥적인 자살

　임상에서 수많은 환자들을 만났지만, 잊혀지지 않는 이야기가 있다. 얼마 전 나를 찾아온 고등학교 2학년 여학생이 이틀 전에 집을 나갔다가 지친 모습으로 귀가했다. 죽으려고 돌아다녔는데 마지막에 용기가 없어서 그냥 돌아왔다고 어머니에게 고백했다. 학교를 빼먹거나 특별히 우울해 보이지 않았던 딸의 말에 놀란 어머니는 딸을 데리고 병원을 찾았다. 알고 보니 2~3년 전부터 항상 우울한 기분이 들었고, 자살에 대해 생각해 본 적도 여러 번이었다. 그래서 뛰어내릴 장소를 물색하기도 했다. 그렇지만 매번 용기가 없어서 주저했는데, 최근 더욱 마음이 괴로워지면서 힘들고 괴로운 기분에서 해방되는 유일한 방법이 자살이라는 생각이 퍼뜩 들어 충동적으로 거리를 헤매게 되었다는 것이다. 이후 약물 치료와 상담을 거치면서 우울증은 상당히 호전되었다. 그러나 가끔씩 기분이 가라앉거나 친구와 다투거나 하면 갑자기 자살에 대한 생각이 떠오른다고 한다.

이렇게 청소년기의 자살은 충동적이고 즉흥적인 경우가 많다. 심각한 죄의식이나 우울감보다는 성적 비관, 일상적 말다툼, 생활상의 스트레스 등이 원인이다. 그래서 성인에 비해 자살 시도를 10배나 많이 하는 경향이 있다. 그렇지만 그에 비해 실제 죽음에 이르는 비율은 낮다. 특히 여자가 남자보다 4배나 많이 시도하지만 실제 사망률은 큰 차이가 없는데, 여자는 상대적으로 덜 위험한 방법을 사용하기 때문이다.

남자든 여자든, 현재의 일상적 고통을 견디기 어려워서 어떻게든 벗어나려는 노력이 1차적인 이유다. 일상적 스트레스가 여러 가지 겹칠 때 시너지를 일으키면서 폭발적으로 위험한 행동을 저지르기 쉽다는 것이 청소년기 자살의 특징이다. 자살에 대해 생각하거나 행동에 옮긴다는 것은 그만큼 스트레스를 겪고 힘들어 한다는 징후다. 그러므로 적극적으로 대처해야 한다.

처음에는 그저 막연하게 생각만 하다가 그 생각이 잦아지면 방법과 계획을 떠올린다. 점차 생각은 정교해지고 구체적인 계획을 세우는 단계까지 간다. 이 단계까지 가기 전에 여러 번 멈출 수 있다. 그러나 자살에 대한 생각이 마음속에 이식되고 나면 자신의 의지만으

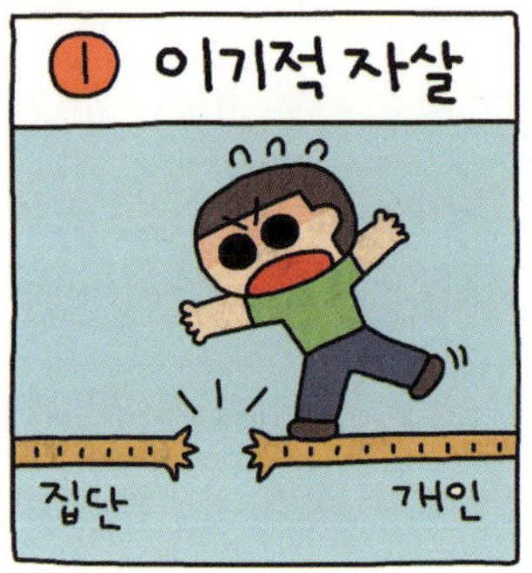

① 이기적 자살
집단
개인

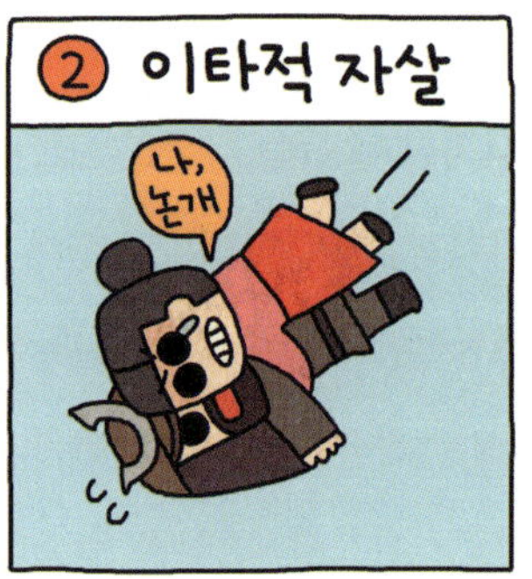

② 이타적 자살
나,
논개

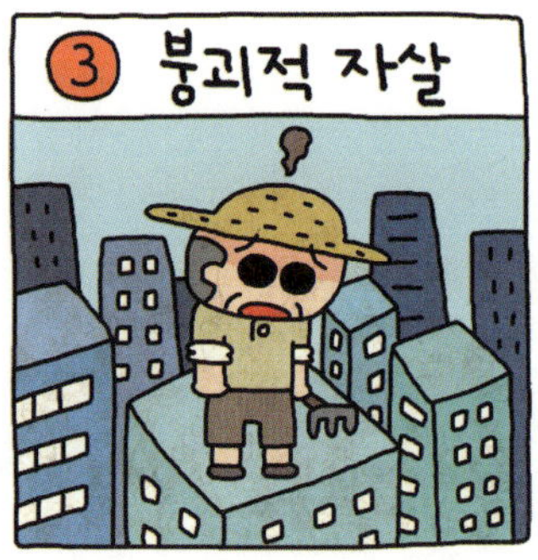

③ 붕괴적 자살

로는 극복하거나 없애기가 쉽지 않다. 여러 번 생각을 접고 마음을 돌리지만, 만에 하나 안 좋은 일이 겹치면 가속도가 붙으면서 결행하게 된다. 시간이 갈수록 자극에 대한 역치◆가 낮아지기 때문이다.

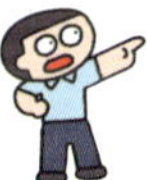

자살에 대한 여러 가지 이론

그렇다면 왜 자살을 할까? 가장 유명한 것은 사회학자 뒤르켐(Emil Durkheim)◆의 이론이다. 그는 자살에는 이기적(egoistic), 이타적(altruistic), 붕괴적(anomic) 자살이 있다고 말했다. 집단과의 결속이 없어져 버린 개인이 견디지 못하면 이기적 자살이고, 가미가제 특공대나 논개와 같이 국가와 민족을 위해 생명을 던지면 이타적 자살이다. 붕괴적 자살이란 한 사회가 다른 구조로 변화될 때 이에 적응하지 못한 개인이 견디지 못하는 것이다. 사회의 급격한 변화에 낙오되거나 희생된 많은 이들의 자살이 이 유형에 속한다.

한편 개인적인 심리의 관점에서 프로이트는 외부 대상으로 향했던 사랑이 공격성으로 변해 자신을 향해 일어나는 것이 자살이라고

역치
생물이 외부 환경의 변화, 즉 자극에 대해 반응을 일으키는 데 필요한 최소한의 자극의 세기로, 역치값 이상의 세기로 자극이 오면 더 이상 반응을 일으키지 않는다.

**에밀 뒤르켐
(1858~1917)**
프랑스의 사회학자로 근대 사회학의 기초를 세웠다.

해석했다. 밖을 향해 쏘려던 총구를 자신을 향해 돌린 셈이다. 여기에는 여러 가지 환상이 기여한다.

첫 번째가 복수 환상이다. 자신이 죽으면 다른 사람들이 미안해할 것이라고 생각하고 자존심에 입은 상처를 자기 파괴적인 복수로 보상받으려는 것이다. 두 번째는 징벌 환상으로, 복수 환상과는 정반대로 자신이 너무나 나쁜 짓을 저질렀다고 자책한 나머지 살아 있을 가치가 없다고 여기고 스스로에게 사형을 선고한다. 세 번째는 재결합 환상으로 노인들에게 흔한데, 배우자나 사랑하는 사람이 죽고 나면 더 이상 살아갈 이유를 찾지 못하고 사후 세계에서 그들과 재결합하려 시도한다. 네 번째는 리셋 환상이다. 컴퓨터가 잘 돌아가지 않으면 리셋 버튼을 눌러 새로 시작하면 되듯이, 마찬가지로 인생이 너무 꼬였다고 여기면 자살을 일종의 리셋 버튼으로 여기는 경우가 있다. 컴퓨터 게임을 하다가 마음에 안 들면 새로 캐릭터를 만들어 시작하면 된다는 생각과 비슷하다.

그러나 이런 환상들은 삶의 의미를 부정하고, 현재 겪는 스트레스에서 도망치거나 자신의 행동을 합리화하는 것일 뿐이다. 결국 실제로 왜 그랬는지는 아무도 모를 만큼 복합적인 이유가 작용한다.

사회적인 변화도 자살에 영향을 미친다. 길리건(James Gilligan)이라는 정신과 의사는 자살과 살인을 치명적 폭력(lethal violence)으로 규정하고, 실업률과 빈부의 격차가 증가하면 치명적 폭력의 발생률이 높아진다고 말했다. 우리나라도 1998년 IMF 사태로 실업률이 급격히 올라갔을 때 일시적으로 자살률이 올라갔다. 사회적 환경이 나빠지면 수세에 몰린 사람들이 자살이란 극단적 선택이 유일한 해결책이라고 판단할 수 있다. 아니면 '동반 자살'이라는 부작용으로 나타나기도 한다.

무엇보다 중요한 것은 자살을 시도했던 사람들이 다시는 시도하지 않도록 보살피는 것이다. 1명의 자살은 당사자만의 문제가 아니다. 한 사람의 자살은 주변의 6명에게 심각한 영향을 미친다고 알려져 있다. 모 탤런트가 자살한 후에 동생마저 자살한 사건을 봐도 그렇다. 이렇듯 연쇄적인 비극의 도미노를 막으려면 자살 시도자와 자살 성공자의 주변인을 잘 돌보아야 한다. 특히 자살 시도자의 30퍼센트가 1년 내로 또다시 자살을 시도한다.

가장 흔한 자살의 원인은 치료되지 않은 우울증이다. 우울증이 있는 경우 자살에 대한 생각이 건강한 사람의 4~5배로 증가하고 생활상의 스트레스나 음주 문제 등이 겹치면 그 위험도는 급상승한다. 한 연구에서는 자살한 사람을 대상으로 심리적 부검(psychological autopsy)＊을 하면 75퍼센트가 우울증이라고 했을 정도다. 더 나아가 자살 시도자의 우울증을 발견해서 적극적으로 치료하면 자살을 재시도하는 비율을 80퍼센트나 줄일 수 있다고 한다. 그러므로 자살과 우울증은 떼려야 뗄 수 없을 만큼 밀접히 관련되어 있다는 사실을 알 수 있다.

그러나 치료를 받는 사람은 여전히 소수다.

심리적 부검

사망자의 가족, 친구, 동료들에게 남긴 공식·비공식적 기록이나 인터뷰 등을 통해 죽기 전의 삶의 궤적을 파악하여 죽음의 원인을 밝히는 것을 말한다.

외국의 보고에 의하면 자살 사망자의 3분의 1만이 항우울제를 복용했고, 3퍼센트만이 치료적 용량의 항우울제를 복용했다. 약물 치료를 동반한 적극적인 우울증 치료는 자살 위험을 낮추는 데 매우 효율적이지만, 자살을 시도할 위험이 있는 90퍼센트가 넘는 사람들이 여러 가지 이유로 치료받지 않고 있다. 그러므로 적극적인 치료와 지속적인 모니터링이 자살 예방의 중요한 전략이 된다.

한편 자살은 전염성이 있다. 특히 유명한 사람이 자살하면 그와 같은 방법으로 자살하는 사람이 늘어나는데, 이를 '베르테르 효과'라고 한다. 괴테의 소설 『젊은 베르테르의 슬픔』의 주인공이 권총 자살을 했는데 그 후 유럽의 젊은이들 사이에 권총 자살이 늘어났다는 사실을 발견하고, 1974년 미국의 사회학자 필립스(David Phillips)가 이름 붙였다. 그는 20년 동안 자살을 연구하면서 유명인의 자살이 언론에 보도된 뒤 자살률이 급증했다는 사실을 토대로 이 연구 결과를 이끌어 냈다. 2005년 한 여배우가 자살한 지 2달 후에 자살자가 평균 기대치인 2,073명보다 많은 2,568명으로 늘어났고, 2008년 또다른 여배우의 자살 후에는 3,081명으로 1,000명이나 더 자살하는 일이 벌어졌다. 그만큼 유명한 이들의 자살은 대중들에게 큰 영향을 미친다. 울고 싶은 아이의 뺨을 때리는 셈이다.

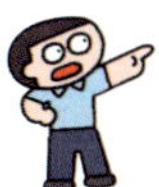

자살을 어떻게 막을까?

주변에 자살을 생각하고 있는 사람이 있다면 어떻게 도울 수 있을까? 잘 살펴보면 자살을 시도하기 전에 주변에 자신의 의지나 고통을 표현하는 경우가 많다. 그러나 주변에서 예민하게 받아들이지 않거나, 대수롭지 않게 여기고 넘어가면 비극에 이르게 된다. 그러므로 주변에서 그런 신호를 보내면 적극적으로 대화하고, 전문가의 도움을 받아 치료를 받게 하거나 가족에게 알려야 한다. 어느 정도로 구체적으로 생각하고 있는지, 또 유서를 남겼는지, 얼마나 자주 그런 생각을 하는지 물어보면 어두운 그림자가 그 사람의 마음을 얼마나 뒤덮고 있는지 가늠해 볼 수 있다.

이후에는 응급적 중재를 위한 계획을 세운다. 이는 생활상의 스트레스로 인한 긴장을 분산하고 자살 행동까지 가지 않도록 막는 것이다. 또한 특정한 상황, 정서적 반응이 자살 행동으로 이어지거나 과거의 시도로 이어지는지 분석해서 통제 못할 상황으로 진행되는 것을 막고, 분노, 좌절, 상실에 대해 파괴적이지 않은 다른 해결책을 제공한다. 더 나아가 가족과 상의하여 위험한 약품, 흉기 등을 보이지 않는 장소에 숨겨 놓는 것도 간단하지만 매우 효율적인 방법이다.

자살을 시도하는 사람들은 자살이 모든 일의 해결책이라고 믿는다. 그러나 자살은 무책임한 행동이다. 본인은 모두 끝났으니 속 시원할지 몰라도, 가족과 가까운 사람들에게는 평생 짊어져야 할 상처를 남기는 셈이기 때문이다. 만에 하나 자살에 성공하지 못한 경우, 심각한 신체적·정신적 후유증이 남을 수 있다는 것도 자살의 부작용이다.

앞으로 해야 할 일도, 경험할 것도 너무 많은데, 현재 겪는 일상적인 스트레스와 대인관계의 어려움, 학업 성적처럼 지나고 나면 웃으면서 말할 수 있는 일이 감당하기 어려울 만큼 심각하게 느껴질 수 있다. 그렇다고 해서 즉흥적이고 충동적으로 돌이킬 수 없는 결심을 하는 것만은 막아야 한다. 자살은 문제의 해결이 아니라 중간에 책을 덮는 행동이다. 인생이란 소설은 끝까지 가 보지 않으면 희극인지 비극인지 알 수 없다. 그리고 자신이 소설의 주인공인지, 조연인지도 직접 보지 않으면 알 수 없다. 처음 몇 쪽 읽고 별로라며 덮어 버리기에는 인생이란 소설에 흥미로운 구석이 너무나도 많다.

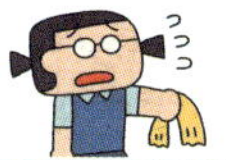

잘못된 경보에 의한 마음의 방어

공황 장애

　　기부 천사로 잘 알려진 가수 K씨, 남들에게 웃음을 주는 개그맨 L씨 등 여러 연예인들이 공황 장애를 겪고 있다고 공개적으로 밝혀 화제가 되었다. 성공한 연예인으로 부러울 것 없어 보이는 그들이 심한 불안으로 고통받는다는 사실이 많은 사람들에게 큰 충격을 주었고, 공황 장애에 시달리고 있던 사람들에게는 큰 힘이 되었다. 정신건강의학과 의사들은 이들이 치료의 문턱을 낮추고 정신 질환에 대한 편견을 줄였다는 점에서 큰 박수와 격려를 보냈다.

　공황 장애(panic disorder)는 맥박이 빨리 뛰고 손발이 떨리며 질식할 것 같은 공포감, 오한이나 화끈한 느낌, 어지럼증과 함께 미칠 것 같은 두려움이 아주 짧은 시간 안에 정점에 이르러 죽을 것 같은 공포를 경험하는 공황 발작(panic attack)을 여러 번 경험하고, 또 그런 증상이 올까 봐 항상 불안해하고(예기 불안) 걱정하며 외출을 못하게 되는 것과 같은 심각한 행동 변화를 동반하는 병을 말한다.

공황 발작은 매우 괴롭다. 처음 경험한 사람들은 정말 죽는 줄 알았다고 말한다. 죽을 만큼 무서웠는데, 응급실에서는 아무 문제가 없다고 하니까 더욱 당황스러운 것이다. 대개 숨이 막히거나 가슴이 뛰기 시작하면 5분 내로 증상이 정점에 치닫고, 그 상태로 30분 정도 지속되다가 서서히 좋아진다. 그래서 심장 마비인 줄 알고 앰뷸런스를 타고 응급실에 왔는데, 도착하고 나니 증상이 사라지는 경우도 많다.

처음에는 공황 발작 자체가 무섭지만, 여러 번 발작이 반복되면 다시 일어날까 봐 두려워하며 긴장하는 예기 불안이 하루 종일 이어진다. 그로 인해 일상생활이 어려워지기도 한다. 언제든지 공황 발작은 일어날 수 있고, 특히 예전에 증상이 일어난 장소에 가면 증상이 재발할 것만 같은 불안이 믿음으로 굳어져, 약물 치료 등으로 공황 증상을 치료하고 난 다음에도 여전히 불안감이 사라지지 않을 경우 일상생활을 하기가 어려울 만큼 만성화할 수도 있다.

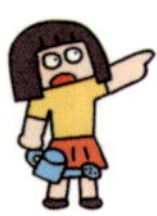

밖에 나가기가 두려운 공황 증상

처음 공황 발작을 경험한 사람의 대부분은 정신건강의학과를 찾지 않으며, 심근 경색이나 부정맥, 뇌졸중의 초기 증상으로 여기고 응급실을 방문한다. 그런데 막상 응급실에 도착하면 증상은 사라졌거나 많이 완화되어 있다. 게다가 심전도, 초음파 검사를 받아도 이상 소견은 발견되지 않는다. 그러고도 마음이 놓이지 않아서 다음 날이면 내과, 신경과, 한의원 등을 돌아다니면서 검사를 받는다. 간혹 의사들이 "불안 장애의 일종일 수 있으니 정신건강의학과에 가 보세요"라고 권유하지만, "내가 미쳤다는 말입니까? 지금 죽을 것 같아 무서운데!"라면서 화를 내는 경우가 많다.

결국 돌고 돌아 정신건강의학과에 오고 나서야 제대로 진단을 받고 치료가 시작된다. 공황 장애라고 진단을 받아도 처음에는 받아들이지 못한다. 공황 발작과 죽을지도 모른다는 두려움이 너무나 대단했기 때문에, 심장과 같은 장기의 이상이 아니라 정신적인 질환이라는 사실을 이해하기 힘든 것이다. 그러면서 제대로 된 검사를 받지 못했다거나 현대 의학으로 규명할 수 없는 희귀병에 걸렸다고 믿고, 공황 증상에 더욱 집중하고 두려워한다.

또한 그 증상이 일어난 상황을 피하면서 삶이 황폐화된다. 출근 시간에 지하철에서 공황 발작을 경험한 사람은 지하철을 타지 않으려한다. 만원 지하철에서 공황 발작이 일어날까 봐 두렵기 때문에 버스를 이용하는 수고를 감수한다. 더 나아가서는 혼자 다니다가 발작이 오면 객사할지도 모른다는 두려움 때문에 집에서만 지내고, 사람이 많은 곳에는 가지 못하는 '광장공포증(agoraphobia)'이 동반되는 경우도 흔하다.

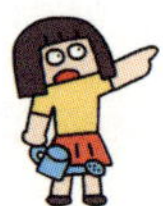

공황 장애의 다양한 원인

공황 장애 환자는 생각보다 드물지 않다. 대규모 역학 조사에 의해 인구의 1.5~5퍼센트 정도가 평생 한 번은 경험한다고 밝혀졌다. 대부분 20~40대 사이에 처음 발병하며, 15세 미만이나 65세 이상에서 발생하는 경우는 극히 드물다. 여자가 남자보다 2배 정도 많다고 하는데, 그 이유는 명확하지 않다. 공황 장애의 원인을 생물학적, 심리학적, 사회적 스트레스 등으로 다양하게 설명하고 있지만 정확한 이유는 아직 알려지지 않았으며, 여러 가지 요인이 영향을 주고받으면서 공황 장애를 만들어 내는 것으로 보인다.

여러 가설 중에 생물학적 요인으로 흥미로운 것은 '잘못된 질식 경보 체계' 이론이다. 건물의 화재 경보기가 제대로 작동하지 않는다고 하자. 담배를 피우느라 연기가 조금 났는데, 건물 전체에 화재 경보가 울렸다. 한 번은 그럴 수 있다. 그런데 이런 일이 일주일에 한두 번씩 시도 때도 없이 일어난다면? 그런 건물에서는 불안해서 살고 싶지 않을 것이다. 이번에는 이런 일이 몸 안에서 벌어진다고 상상해 보라. 공황 장애 환자들은 조금만 숨이 답답해도, 혹은 가슴이 두근거리거나 손발이 차갑다고 느끼는 순간, "앗, 또 시작이구나"라는 불안감이 엄습하면서 정말 위험한 일이 벌어졌을까 봐 두려움과 긴장감을 느낀다.

사회 심리적으로 공황 장애는 스트레스만으로 일어나지 않는다.

그러나 스트레스에 취약한 생물학적 기반을 갖고 있는 사람이 일시
적이거나 만성적인 스트레스에 노출되어 대처 능력이 떨어지고 한순
간 균형이 무너지면 공황 발작을 일으킬 수 있다. 스트레스는 일반적
인 자극이므로 취약점이 무엇이냐에 따라 당뇨병이 생길 수도 있고,
혈압이 오를 수도 있고, 우울증이 생길 수도 있다. 그런데 긴장과 경
계심의 조절 시스템이 취약한 사람이 스트레스에 노출되면 공황 장
애를 겪는다. 이를 유전-환경 상호 작용 가설이라고 한다.

공황 장애 환자들은 자율 신경계 중에서 교감 신경계*가 지나치게
활성화되는 경향이 있다. 교감 신경계가 작동하면 심박 수가 빨라지
고 조직에 많은 에너지를 공급하려고 혈류량이 늘어나며, 말초 신경
에 있던 혈류와 에너지를 최대한 많이 뇌와 심장으로 보내서 만일의
사태에 대비한다. 교감 신경계는 응급 상황에 위험에서 벗어나도록
몸과 마음을 전투 태세로 만든다. 그래서 핵심적인 기관은 최대한 보
호하고, 팔다리와 같은 말초 부분은 공격을 받아 상처를 입더라도 혈
액 손실을 줄이게끔 피의 흐름을 바꾼다. 이는 아주 원시적인 시스템
으로, 인간이 포유류에서 진화할 때에도 있었다.

문제는 현대 사회에서 손발이 잘려 나갈 만
한 일이 없다는 것이다. 그런데도 불안해지거
나 위험을 감지해서 교감 신경계가 작동하면
피는 중앙부로 몰리고 손발의 피는 줄어든다.
피부는 창백해지고 손발이 차고 감각이 없으
며 따끔거린다. 최대한 산소 공급을 원활히

교감 신경계

부교감 신경계와 더불
어 자율 신경계를 구
성하고 있으며, 일반적
으로 긴장되는 상황에
처했을 때 활성화된다.

하기 위해 호흡수를 늘려서 체내의 산소 포화도를 올린다. 그러나 뇌 세포는 산소 포화도가 너무 올라가도 산소의 독성으로 손상을 입을 수 있으므로 달가워하지 않는다. 그래서 어느 수준이 넘으면 뇌로 통하는 경동맥을 수축시켜 혈류량을 감소시킨다. 이때 일시적으로 뇌로 유입되는 피가 줄어들면서 어지러움이나 현기증을 느끼고 시야가 흐려진다. 이러한 증상 모두 신체적으로 불편하게 느껴지는데, 전형적인 공황 장애의 증상이기도 하다.

작은 자극에도 쉽게 교감 신경계가 각성되어 신체 변화를 경험하면, 이는 곧바로 '앗, 또 시작이다. 큰일이 나서 죽을지도 몰라'라는 신호로 증폭되어 공황 발작으로 전환된다. 또다시 발작이 일어날까봐 예민한 상태가 지속되면서, 예전 같으면 그냥 지나쳤을 자극에도 쉽게 불안해지는 악순환에 빠지는 것이다.

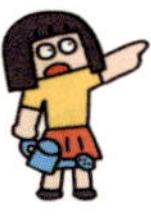

공황 장애에 대처하는 우리의 자세

가장 빠른 방법은 '절대 죽을 일이 아니다. 나는 안전하다'라고 믿는 것이다. 작은 의심으로도 공황 발작은 마음과 몸을 지배한다. 믿음이 있어야만 교감 신경계의 우세를 부교감 신경계의 우세로 전환시켜 전체적인 시스템을 안정시킬 수 있다. 현재 몸에서 벌어지는 변화가 심장 마비와 같은 하드웨어의 문제가 아니라, 자율 신경계라는 소프트웨어의 오작동 때문이니 언제든지 정상화될 수 있다는 사실을 이해해야 한다. 그리고 교감 신경계는 나를 파괴하기 위해서가 아니라 사실은 나를 보호하기 위해 각성하는 것이며, 다만 너무 자주, 세게 작동해서 불편할 뿐이라고 생각하고 이를 최대한 객관화시키려 노력한다. 불가피하게 공황 발작이 일어나더라도, 시간이 지나면 곧 사라지고 후유증도 없으니 두려워하지 말고 그냥 두자고 마음먹으면 전보다 편하게 넘길 수 있다. 물에 빠졌을 때 허우적거리면 더 깊이 빠지게 되지만, 뜰 것이라고 믿고 자세를 바로잡으면 어느새 물 위로 뜨는 것과 같다.

공황 장애에 대처하는 마음의 자세는 삶의 자세와 무관하지 않다. 힘든 일이 반복되면 이 일이 사라지지 않고 계속되리라 믿고 초조하고 불안해하기 쉽다. 그러나 경제적 대공황이나 불경기에도 주기가 있어서 시간이 지나면 바닥을 치고 올라오듯이, 인생사의 어려움도 마찬가지로 시간문제일 때가 많다. 사실 자신이 잘못 선택했다기보다 상황에 의한 불가피한 괴로움 때문인 경우도 많다. 그런데 모든 것을 자신의 탓으로 돌리면 공황 장애와 같은 불안의 악순환에 빠진다. 이럴 때 시간이 지나면 이 또한 지나가라는 믿음을 갖고 시간의 흐름에 몸을 맡기면, 어느새 물 위에 둥둥 떠서 자맥질하고 있을 것이다.

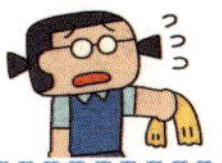

꼼꼼함과 강박증은 어떻게 다르지?

강박 장애

현택이는 독서실에서 책상 위가 정확하게 정리되어 있지 않으면 공부를 시작할 수 없다. 오른쪽에는 늘 사용하는 샤프 한 자루와 두 가지 색깔의 볼펜이, 가운데에는 오늘 볼 교재가, 왼쪽 옆에는 전자사전과 연습장이 놓여 있어야 한다. 그 외의 물건이 하나라도 있으면 신경이 쓰여서 공부가 되지 않는다. 한편 옆자리에 앉은 민수의 책상은 딴판이다. 영어, 수학, 국어, 과학탐구 등 모든 교재와 문제집이 한쪽에 뒤죽박죽 쌓여 있다. 양쪽 벽은 메모를 적은 색색의 포스트잇으로 현란하다. 여러 가지 펜은 머그잔에 꽂아 놓고, 학원에서 받은 문제지가 구석구석에 널려 있다. 현택이는 민수의 책상을 볼 때마다 아찔하다. "여기에서 공부가 되냐?"라고 한마디 하면, 민수도 지지 않고 "손 안에 다 있어야 마음이 편하지, 너같이 공부할 것만 놓고 할 거라면 이 큰 책상이 무슨 필요가 있니? 집에 가서 소반 놓고 하지"라며 일축한다.

현택이는 다른 면에서도 꼼꼼하고 깔끔하다. 셔츠 단추는 끝까지 잠그고, 매일 아침마다 샤워하며, 아침 일찍 학교에 가기 전에 방 정리를 다 해야 한다. 엄마가 치워 준다며 그냥 가라고 해도, 직접 하지 않으면 하루 종일 찜찜해서 지각하는 한이 있어도 직접 청소한다.

이렇게 누구나 꼼꼼하고 깔끔한 정도에는 차이가 있다. 현택이처럼 아주 깔끔한 사람이 있는가 하면, 민수처럼 정돈하지 않아도 힘들지 않고 도리어 마음이 편하다는 사람도 있다. 강박은 한끗 차이다. 모두가 조금씩은 가지고 있는 특징이자 취향인 셈이다. 그러므로 깔끔하고 꼼꼼하며 계산이 정확한 사람이 모두 강박 장애는 아니다. 정도가 극단적이면서 그로 인해 괴로움을 겪고, 강박적인 행동이나 생각을 통제할 수 없으며, 일상생활에 지장이 생겼을 때에는 장애로 진단한다.

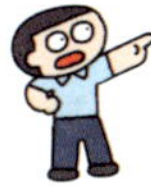

강박 장애의 여러 증상들

강박 장애란 불안증의 하나다. 위에서 말한 예처럼 정리하거나 깔끔한 것만 강박 장애라고 하는 것이 아니고 그 증상은 매우 다양하다.

가장 흔한 것이 청결에 대한 강박이다. 더러워질까 봐 장갑을 끼고 밥을 먹고, 마스크를 쓰고 길을 걷거나, 지하철이나 버스, 학교와 사무실에서의 일상적인 접촉을 매우 두려워한다. 어떤 사람은 사람이 많은 시간에 지하철을 탈 때는 벽에 붙어 서 있기도 한다. 외출에서 돌아오면 모든 옷을 세탁하고 몇 시간씩 샤워한다.

두 번째는 끊임없는 의심과 확인이다. 문을 제대로 잠갔는지, 가스레인지는 껐는지 의심스럽다. 나오기 전에 확인한 것이 분명히 기억나지만, 그래도 다시 한 번 확인하지 않으면 견딜 수 없다. 그래서 몇 번이고 집으로 돌아가 확인한다.

세 번째는 한 가지 생각이 떠올라 멈추지 않는 것이다. 야한 생각이나 공격적인 환상과 같이 평소에는 금지된, 해서는 안 되는 생각이 떠오른다. 이런 생각은 불쾌하고 놀랍기 때문에 멈추고 싶지만, 억제할수록 더욱 강해져서 억제하기 힘들다.

네 번째는 정확하게 맞추는 것이다. 줄을 맞추고, 색깔을 맞추고, 각이 맞아야 안심이 된다. 조금만 흐트러져도 불안해지기 때문에 자꾸 맞추느라고 시간을 허비해서 정작 중요한 일은 하지 못한다.

다섯째는 순서에 따른 행동이다. 아침에 일어나면 화장실에 가서 세수하고 소변을 본 다음에 옷을 갈아입는데, 옷도 갈아입을 때도 자신이 정한 순서대로 입어야 한다. 그다음에야 방에서 나오는데, 왼발부터 걷기 시작해서 여섯 발자국 안에 식탁에 앉아야만 하는 식이다. 이렇게 지켜야 하는 제의적 의식이 있어서 이를 지키려고 무던히 애쓴다. 문제는 그 의식이 점점 늘어나서 나중에는 아침에 일어나서 외출할 때까지 몇 시간씩 걸리는 지경에 이른다.

여섯 번째는 모으는 행동이다. 무엇이든 쓸모 있는 것이라 여기고 신문지, 빈병, 헌옷 등을 주워 모은 후 하나도 버리지 못하고 이곳저곳에 쌓아 놓는다. 그러다 보면 집 안에는 생활할 공간조차 남지 않고, 해외에서는 집 안에 쌓인 물건이 무너지면서 깔려 죽은 사람도 있었다.

이런 증상은 정도의 문제일 뿐이지, 누구나 조금씩은 지니고 있는 성향이다. 더러운 것이 좋은 사람은 없고, 깨끗하게 씻으면 건강에도 좋다. 흘리고 온 물건이 있는지, 문을 제대로 잠그고 나오지 않은 것 같아 가끔은 걱정하기도 한다. 고민되는 일이 있으면 하루 종일 그 생각만 하기도 한다. 우표나 동전, 좋아하는 뮤지션의 CD를 모으는 것은 좋은 취미 생활이다. 그렇지만 강박 장애 환자들은 정도가 지나친 것이 문제다. 무엇보다 강박적인 생각이나 행동이 불합리하고 말도 안 된다는 사실을 스스로가 잘 알고 있는데, 통제하려고 해도 멈출 수가 없어서 너무나 괴롭다.

이에 반해 강박적으로 물건을 모으고 정확성을 추구하지만, 괴로워하지 않고 즐기는 사람도 있다. 그 주변 사람들은 지나치게 도덕적이고 청결을 추구하고 모든 것이 순서대로 되어야만 하는 그 사람 때문에 괴로움을 겪는다. 이런 사람은 강박 장애가 아니라 '강박적 인격 장애'라고 한다. 즉, 증상이 아니라 성격인 것이다.

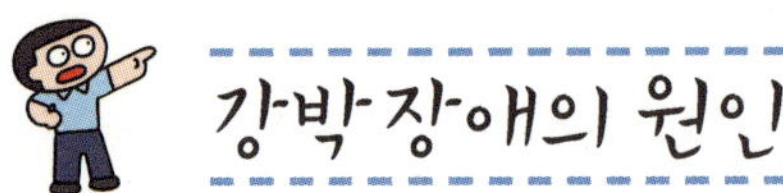

강박 장애의 원인

왜 강박 장애가 생기는 것일까? 강박적인 면은 생존을 위해 꼭 필요하다고도 할 수 있다. 더러우면 병에 걸릴 수 있고, 제대로 확인하지 않으면 불이 나거나 도둑이 들 수 있으며, 제대로 정돈되어 있지 않으면 효율적으로 일을 진행할 수 없으니 경쟁에서 뒤처질 수 있다. 여럿이 함께 살아가고, 다른 사람에게 일을 가르칠 때에는 일의 순서를 지키는 것이 필수다. 물건은 언젠가는 쓸데가 있을 테니 마구 버리기보다는 능력이 되는 한 모아 놓는 것이 좋다. 어찌 보면 강박 장애는 인류가 생존과 성공의 확률을 높이는 데 꼭 필요한 능력이다.

그렇기 때문에 이를 위한 회로가 일찍부터 뇌 안에 발달해 있었다. 문제는 일부에서 이 회로가 지나치게 활동하는데, 제어하는 브레이크가 작동하지 않을 때 발생한다. 강박 장애 환자의 뇌 기능을 연구해 보면, 미상핵◆, 대상속◆, 전두엽의 기능이 일반인에 비해 활성화 되어 있다. 다시 말해, 전두엽-미상핵-대상속을 연결하는 회로가 과잉으로 활동하는 것이 강박적 증상이라고 해석할 수 있다.

한편 세로토닌이라는 신경 전달 물질과 연관이 깊어서, 세로토닌을 조절하도록 약물 치료를 하면 강박증이 호전된다. 이 역시 강박

미상핵
뇌의 아랫부분 깊숙이 있으며, 주로 무의식적 본능과 관련이 있다.

대상속
대뇌의 백질의 신경 섬유 다발 중 뇌 반구의 안쪽 측면에 존재하는 섬유 다발

장애가 뇌의 기능이 이상 활동을 한다는 증거다. 그래서 심한 강박 장애는 대상속의 신경 다발을 자르는 수술을 하기도 한다.

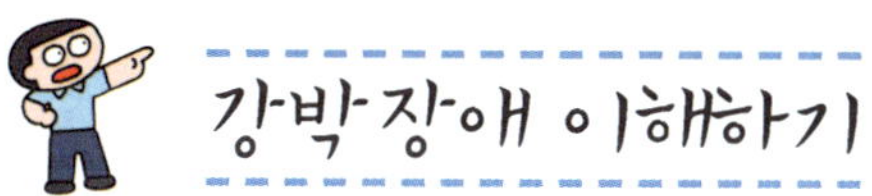

강박 장애 이해하기

강박 장애와 마찬가지로 정신 질환은 하늘에서 뚝 떨어진 이질적인 문제가 아니다. 누구나 가지고 있는, 또 생존을 위해 꼭 필요한 기능이 사람에 따라 너무 적게 작동하거나, 반대로 지나치게 작동해서 문제가 될 수 있다는 사실을 이해해야 한다. 앞의 현택이나 민수와 같은 경우는 주변에서 흔히 볼 수 있다. 같은 사람이라도, 어떨 때에는 편안하게 흐트러진 채로 지내지만 긴장할 만한 상황이 오면 꼼꼼하게 파악하고 실수하지 않으려 애쓴다. 이와 같이 강박적인 면은 한 사람 안에서도 상황에 따라 다르게 작동할 수 있다. 집단 안에서 강박적인지, 비체계적인지는 줄을 세워 정도에 따라 분류할 수 있다. 그러므로 사회적으로 용인되거나 당사자나 가까운 사람들이 상식적으로 견딜 수 있는 수준의 강박적인 면, 혹은 체계적이지 못하고 비조직적인 면은 비정상적으로 볼 필요가 없다. 문제가 있는 사람은 양극단에 속한 일부분일 뿐이다.

또한 지금 정상 판정을 받았다고 안심해서도 안 된다. 정도에 따라 정상과 비정상을 나눈다면 정상 범위에 있는 사람들도 때에 따라 비정상에 속할 수 있고, 지금은 비정상의 범주에 속하더라도 상황이 바뀌거나 노력하면 정상 범위로 돌아올 수 있다. 그러므로 현재 비정상적인 행동이나 생각을 하더라도 완전히 다르거나 도저히 옆에 둘 수 없거나 이상하고 신기한 사람으로 치부하고 호기심이나 두려움을 가지고 관찰하지 않아야 한다.

강박 장애에 시달리는 사람은 괴롭고 힘들다. 누구든 갖고 있는 성향이 지나치면 증상이 되며, 이 때문에 생활에 어려움을 겪는다. 그

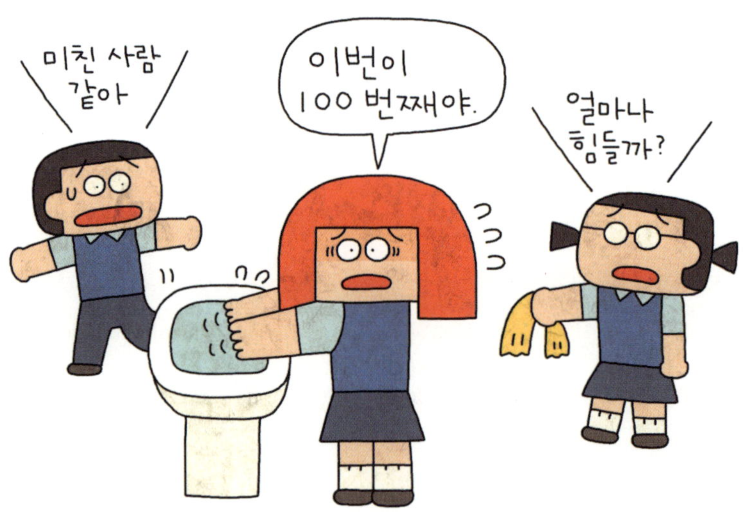

러므로 '나도 그럴 수 있다'라고 생각하며 이들을 바라보아야 한다. 그리고 자신이 그 문제로 힘들었을 때를 떠올려 보자. 나도 그럴 수 있다고 느끼고 그의 마음과 상태를 경험해 보는 것이 진정한 공감 능력이다. 공감을 잘하면 깊이 있게 사람을 이해할 수 있다. 그동안 머리로만 이해하고 분석하는 데 익숙해져서, 공감하기보다는 '나는 아니어서 다행이야'라며 강 건너 불난 집 구경하듯 쳐다보고만 있었던 것은 아니었을까?

인터넷에 빠지는 이유는 뭘까?

인터넷 중독

　　"보건복지부는 '아동 청소년 인터넷 중독 해소 정책'에서 2011년부터 매년 초등 4년, 중등 1년, 고등 1년 등 3개 학년에서 정기 진단을 실시한다고 밝혔다. (……) 현재 우리나라 9~19세 사이 아동 청소년의 약 2.3퍼센트인 16만 8,000여 명은 치료가 필요한 고위험군이며, 약 12퍼센트인 86만 700여 명은 상담이 필요한 잠재 위험군으로 추정된다. 또, 아동 청소년의 인터넷 중독으로 인한 학습 부진·생산력 저하 등 직·간접적인 사회 손실액이 매년 최대 2조 2,000억 원에 이르는 것으로 나타났다."

　　정말 인터넷 중독은 이렇게 무섭고 대단한 것일까? 무려 100만 명에 가까운 어린이와 청소년이 중독자란 말인가? 게임이나 SNS를 오랫동안 한다고 엄마에게 혼나기도 하고 가끔은 PC방에서 사는 것 같은 친구는 보았지만, 10명에 1명꼴로 상담이 필요한 수준이라는 말은 당사자인 청소년들조차 고개를 갸우뚱하는 것 같다.

인터넷 중독이라는 개념이 수립된 10년 전부터 인터넷 중독을 연구하고 상담하는 내 입장에서도 다소 의아한 결과다. 물론 게임 때문에 학교에 가지 않거나 공부를 못하거나 가출하거나 금전적으로 문제가 생기는 사람도 있다. 그렇지만 정말 그렇게 많은지는 의문스럽다.

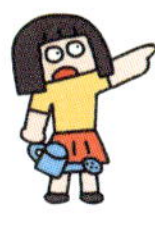 ## 인터넷 중독이 가능할까?

인터넷 중독은 '인터넷을 과도하게 탐닉하는 것을 조절하지 못하고, 이로 인해 일상생활에 어려움이 발생하는 상황'으로 정의할 수 있다. 앞에서도 중독에 대해 말했듯, 섭취할 수 있는 물질이 아니라 반복적인 행동에 탐닉할 때에도 중독이라는 말을 사용한다. 도박 중독이나 쇼핑 중독이 대표적인 예다. 지금까지 도박 중독, 방화광처럼 반복적인 행동을 하면서 자기 조절이 어려운 상태는 정신건강의학과적 진단 분류◆에서는 크게 충동 조절 장애◆에 포함되었다. 즉, 근본적으로 충동이 조절되지 못해 생기는 문제인 것이다. 그러나 중독을 연구하는 사람들이 연구한 결과, 도박 중독에 빠진 사람들이 큰돈을

따서 쾌감을 느낄 때 활성화되는 뇌의 부위와 생리적 변화가 마약을 복용할 때와 똑같았다고 한다. 그런 의미에서 중독이라는 범주에서도 술, 담배, 마약과 같은 화학 물질 중독과 인터넷, 도박, 쇼핑, 방화, 폭식과 같은 특정한 행동에 탐닉하는 행위 중독(behavioral addiction)으로 나누는 것이 타당하다고 주장한다. 나 또한 이러한 분류에 찬성한다.

그런데 인터넷 중독에 대해서는 신중해야 한다. 중독을 치료할 때, 알코올 중독이라면 술을 끊는 것이 목표다. 그러나 인터넷에 중독되었다고 해서 인터넷을 끊고 살 수는 없다. 이때는 완전한 중지가 아니라 '조절'이 치료의 목표가 된다. 인터넷 없이는 살 수 없는 세상이기 때문에 어디에서부터 병리 현상이고 어디까지 정상인지 구별하기도 쉽지 않다.

사용하는 양으로만 본다면 게임 개발자나 인터넷 업체에서 일을 하는 사람들은 모두 중독자로 분류해야 할 것이다. 설문지를 돌려서 몇 점 이상이면 무조건 중독이라고 말하기에는 '중독'이라는 단어가 주는 무게가 만만치 않다. 그보다는 삶의 중심에 게임 혹은 인터넷 사용이 자리 잡고 있는지 판단하는 것이 중요하다. 인터넷 사용으로 문제가 되는 경우 90퍼센트 이상이 게임 때문인지라 게임 중독

으로 부르기도 하는데, 어떤 게임을 하는지, 왜 하는지, 얼마나 중요
한지 평가해야 한다.

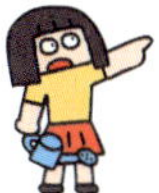 # 증상에 가려진 근본 원인들

특히 어린이나 청소년이 과도하게 인터넷을 사용하는 데에는 1차
적으로 다른 문제가 있는 경우가 많다. 초등학생이나 중학생까지는
주의력 결핍과 산만함이 게임에 몰입하는 원인일 가능성이 매우 높
다. 산만하면 게임도 못하지 않느냐고 반문할지 모르지만, 뇌의 메커
니즘을 곰곰이 생각하면 이해할 수 있다. 주의력이 결핍되어 부주의
하고 산만한 경우, 적극적으로 집중력을 유지하기가 쉽지 않다. 그래
서 책을 읽거나 문제를 푸는 일에 능동적으로 집중하기가 어려워서
금방 지치거나 다른 곳으로 주의를 돌린다. 그런데 TV나 게임은 그
주어지는 자극을 받아치는 정도의 수동적인 주의력만 필요하므로 훨
씬 수월하게 집중력을 유지할 수 있다.

평소 집중이 안 되어 산만한 사람이라면 자극에 집중할 수 있는 것
만큼 즐거운 일도 없다. 평소 잘 집중하던 사람은 게임을 하더라도
금방 피곤해하거나 질려서 그만두는 데 비해, 산만한 아이는 훨씬 오
랜 시간 지속할 수 있다. 한 번도 느껴 보지 못한 집중력을 경험하기
때문이다. 이를 보상 결핍 이론(reward deficiency theory)이라고 한

다. 주의력이 결핍된 사람에게 보상으로 자극을 던져 주기 때문에 결
핍된 부분이 보상되므로 그 행동이 더욱 강화된다. 그러므로 산만하
고 부주의한 면을 치료하면 게임에 탐닉할 이유가 줄어들기 때문에
자연스레 인터넷을 사용하는 시간이 줄어든다.

또 다른 원인은 우울증이나 현실에서의 자존감 저하다. 10대 중반
의 청소년부터 20대 초반의 청년들까지 인터넷에 중독되는 가장 흔
한 원인이라고 생각된다. 현실의 삶이 우울하고 대인관계에서 상처
받고 무슨 일을 해도 자신이 없고 스스로가 보잘것없게 느껴질 때,
사이버 공간이 오라고 손짓한다. 그곳에서는 동호회 사람들이 따뜻
하게 맞아 주고, 같은 길드의 게이머들은 함께 사냥을 나가자며 이
끈다.

현실에서는 꼴찌에 가까운 등수에 제대로 하는 운동 하나 없지만,
게임의 세계에서는 마법사이고 전사다. 몇 개의 아이템만 나눠 주어
도 사람들은 너무나 고마워하고, 던전을 푸는 비밀을 알려 주면 어려
운 영어 문장을 해석했을 때보다 100배는 칭찬한다. 자신감은 하늘
높은 줄 모르고 올라가고 우울감은 모두 사라진다. 내일 해야 할 숙
제도, 학원도 떠오르지 않는다. 이런 일이 사이버 공간에서 일어나면
현실 세계는 상대적으로 더욱 재미없는 곳이 된다.

실제로 게임에 탐닉하고 있는 10대나 20대 학생들을 만나 보면 현
실의 삶이 보잘것없다고 느끼는 경우가 많다. 게임 능력이 쌓이거나
파워 블로거나 논객으로 활동하며 영향력이 커질수록, 현실과의 격
차는 점점 벌어진다. 머리로는 현실로 돌아갈 때가 되었다고 생각하

지만 엄두가 나지 않는다. 사이버 공간의 삶이 풍요롭고 관계가 다채로울수록 현실의 삶은 외롭고 보잘것없고 고독할 뿐이다.

임상 경험상, 심각한 인터넷 중독인 10명 중 7~8명은 분명 이런 문제를 안고 있을 것이다. 이외에도 사회 공포증, 학습 문제, 가정과 환경의 문제로부터 도피하려는 1차적인 원인이 있을 가능성이 높다. 그러므로 무조건 게임을 못하게 하거나 인터넷 사용 시간을 줄이게 하기보다는 먼저 '현실의 무엇 때문에 인터넷의 세계에 오래 머무는지'를 찾아내는 것이 첫 번째 단계다.

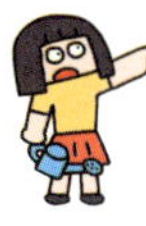

단계적으로 빠져나오기

원인을 발견하면 이를 해결해야 한다. 바람이 가득 들어 있는 풍선의 한쪽을 누르면 다른 쪽이 부풀어 오르듯, 인터넷 사용만 막으면 결국 다른 부분에서 문제가 생긴다. 근본적인 원인을 치유하고 나면 자연히 인터넷을 찾을 이유는 사라진다. 그 후에는 현실에서 대체할 만한 활동을 찾아내고 그 시간을 늘려야 한다. 무조건 나쁘다고 막기보다는 더욱 바람직하고 즐거운 활동을 찾아내서 서서히 대체하도록 유도한다. 운동하는 시간을 늘리거나, 평소 연주하고 싶었던 악기를 배우는 것처럼 흥미로운 일을 찾아내서 현실도 머물러 있을 만한 곳이라고 느끼게 한다.

인터넷 중독은 인터넷이라는 미디어가 생기면서 만들어진 사회 병리다. 그러나 여론에서 말하듯 위험하고 호환·마마와 같이 두려운 존재는 아닌 듯하다. 어쩌면 새로운 미디어에 적응하는 과정에서 일어난 세대 갈등이라고도 볼 수 있다. 사실은 겉 포장만 게임과 인터넷일 뿐 그 내용물은 오래전부터 인간의 마음과 삶에 영향을 미친 공통적인 문제라는 사실을 이해한다면 이 문제를 풀어 가기가 한결 쉬워질 것이다.

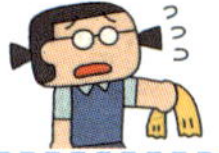

통제력을 잃은 쾌감 추구

도박

　　주변에 내기나 도박을 유난히 좋아하는 친구가 한 명은 있다. 이런 친구는 꼭 카드 게임에만 집착하지 않는다.

　"다음에 신호등이 빨간불로 바뀌었을 때 맨 앞에 서는 차가 택시라는 데 천 원!"

　"오늘 수업 시간에 국어 선생님이 '이 바보들아'라는 말을 몇 번 할까? 5번 이상 하는 데 천 원."

　이런 식으로 일상이 내기의 연속이다. 이들은 경쟁적이고 매사에 호기심이 많은 편이라 사회적으로 높은 위치에 오르는 경우도 많다. 그러나 일부는 세칭 '타짜'의 세계에 빠져든다.

　허영만의 만화 『타짜』를 보면 속임수를 쓰다가 손목이 잘리고도 의

수를 달고 화투를 치는 사람이 나오는데, 속이고 속는 것이 인생사라고 여긴다. 도박과 내기의 메커니즘은 도박장이나 카지노에만 국한되지 않는다. 복권을 사거나 주식 투자를 하는 것도 유사한 심리를 바탕으로 한다. 위험을 감수하고 더 큰 이득을 얻으려 하는 것이다.

적절한 수준의 위험을 감수하는 용기는 도박을 통해 함양할 수 있다. "못 먹어도 고"라는 고스톱의 구호는 만용이 아니라 용기를 기르는 셈이다. 소심하게 게임하기보다 크게 베팅해서 성공했을 때의 쾌감은 대단하다. 그러나 문제는 오락과 재미를 위해 도박하는 것이 아니라, 오직 그것만을 원하는 사람들이 있다는 사실이다.

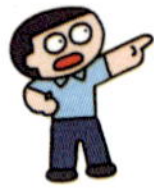

도박에 중독되는 사람들

도박에 중독된 사람들은 명절 때 친척들과 모여 치는 고스톱이나 카드 게임만으로는 만족하지 못하고, 하루의 대부분을 도박이나 도박과 관련한 생각이나 행동에 쏟는다. 일반인이 하는 오락 수준의 도박을 '사회적 도박(social gambling)'이라 한다면, 도박에 중독된 사람들은 '병적 도박자(pathologic gambler)'라고 부른다.

이들이 보이는 행동은 알코올이나 약물 중독자들과는 사뭇 다르다. 기본적인 행동은 다른 중독자와 유사하다. 어느 수준 이상이 되면 돈은 더 이상 중요하지 않고, 어디에든 무엇을 걸고 따 냈을 때의 쾌감이 목적이다. 극소수의 타고난 문제아만의 문제가 아니다. 인구의 1.5퍼센트 정도가 병적 도박자로 추산되며, 미국의 경우 300만 명 정도가 그보다 낮은 수준의 ‘문제적 도박자’로 추정된다.

도박은 돈을 매개로 하기 때문에 금전적인 어려움을 겪게 된다. 그래서 월급을 차압당하거나 신용 불량자가 되고, 주변에 거짓말을 해서 돈을 빌린다. 더 나아가 회사의 공금을 유용하기도 한다. 어느 순간 문제를 자각하고 끊어야겠다고 생각하고 노력해도 번번이 실패한다. 실패하면 기분이 나빠지고 상황은 더욱 안 좋아진다. ‘이번 한 판만’이라는 미련에 다시 도박장으로 향하고, 현실에서 도피하기 위해 도박을 한다. 개미같이 벌어서는 지금까지의 손해를 만회할 수 없다는 생각 때문에 더욱 무모하게 베팅하게 되고, 주변 사람들까지 무리수를 두게 한다. 결국 거짓말을 남발하고 범법 행위를 저지르는 비참한 지경에 이른다.

이렇게 무모한 사람들은 사회적으로 무능하고 지능도 낮을 것 같지만, 사실은 그렇지 않다. 도박 중독에 빠지기 전까지 이들은 사회적으로 상당히 성공한 경우가 많다. 경쟁에서 지는 것을 싫어하고, 누구에게 의존하기보다 스스로 알아서 문제를 해결하려고 하며, 집단에 속해 있기보다 개인의 능력으로 일을 해내고, 기본적으로 자신에 대해 확고한 믿음이 있으며 미래를 낙관한다.

이 부분만 살펴보면 ‘성공하는 사람의 전형’이다. 그렇지만 병적 도박에 빠진 사람들은 자신의 성격적 특성 때문에 더욱 도박에서 헤어나지 못한다. 처음부터 타고난 겜블러였던 것은 아니다. 실화를 바탕으로 한 『MIT 천재들의 카지노 무너뜨리기』를 보면 MIT의 수학과 학생들이 고도의 확률 계산 능력을 바탕으로 블랙잭 게임을 할 때 남아 있는 카드를 예측하는 카드 카운팅 기법을 개발했고, 1994년부터 1998년까지 수십 군데의 카지노에서 많게는 수십만 달러의 돈을 땄다고 한다.

물론 특출한 사람이라면 빠른 계산으로 승리의 확률을 높일 수 있지만, 이는 극히 일부일 뿐이다. 그런데 그들은 개발한 기술을 확인하는 데 그치지 않았다. 점차 더 큰돈을 따기 위해 더욱 위험한 도박사의 세계로 들어갔고, 어둠의 세계와 카지노에 쫓기는 신세가 된다. 그들이 처음 MIT에 들어갈 때, 또 수학적 흥미로 블랙잭을 접했을 때에 이런 일이 벌어지리라 내다볼 수 있었을까? 그들이 처음 돈을 따지 못했더라면 위험한 세계에 들어가지는 않았을 것이다.

병적 도박이라면 생리적 반응도 달라진다. 독일의 카지노에서 블랙잭이라는 카드 게임을 도박 중독자와 일반인들에게 즐기게 하고, 그들의 심박 수와 교감 신경계의 항진을 반영하는 혈중 노어에피네프린 수치를 측정했다. 두 집단 모두 처음 시작했을 때에는 심장이 빨리 뛰고 노어에피네프린 수치가 상승했다. 그러나 일반인은 곧 정상화된 데 반해 도박 중독자들은 게임하는 내내 상당히 높은 수준의 심박 수와 노어에피네프린 농도를 보였다. 게다가 뇌의 보상 기전*과 관련되어 있다는 신경 전달 물질인 혈중 도파민도 도박 중독자들에게서 높게 측정되었다. 도박 중독자나 일반인이나 모두 게임을 앞두고 흥분하기는 마찬가지다. 그러나 도박 중독에 빠진 사람은 게임하는 내내 흥분을 유지하고, 더 많은 보상과 자극을 주고받기 위해 뇌의 보상 회로가 활발히 움직였다. 카드 게임이라는 특정한 대상에 대해 일반인과 다른 메커니즘이 작동하도록 몸과 마음이 학습된 것이다.

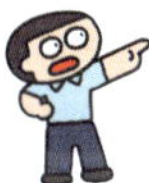

도박에 빠지는 3단계

일반적으로 병적 도박에 빠질 때 세 단계를 거친다고 한다. 첫 번째 단계가 '승리기'다. 한 번도 큰돈을 따 본 적 없는 사람이 도박 중독에 빠지는 법은 없다. 대부분은 우연히 카지노에 갔다가, 친구들과 어울리다가, 아는 사람들과 경마장에 놀러 갔다가 큰돈을 따고 큰 쾌감을 느낀다. 마약 중독자들이 단 한 대의 주사로 중독자가 되듯이, 이들은 그 무엇과도 비교할 수 없는 짜릿함을 경험한다.

잠깐! 그토록 짜릿하다면, 돈을 따는 사람은 모두 도박 중독에 빠질까? 그렇지 않다. 그렇다면 우리나라는 매주 로또 당첨자들을 중독자들로 만들고 있는 셈이다. 병적인 수준의 도박을 하는 사람들은 타고난 성격적 경향

> **뇌의 보상 기전**
> 어떤 자극이 뇌를 흥분시키면 도파민이라는 신경 전달 물질이 분비되고, 그 과정이 학습되어, 그 자극을 더욱 열심히 추구하면서 쾌감을 느끼려 노력하게 된다. 이 기전에 의해 어떤 물질이나 행동에 중독된다. 이를 담당하는 뇌의 측위 신경핵-복측 피개-전두엽의 연결 구조를 보상 회로라 한다.

이 있다고 보인다. 이들은 기질적으로 새로운 것에 대한 호기심이 많다. 또는 가정에서 돈 개념에 대해 왜곡된 교육을 받았을 수 있다. 저축이나 예산보다 투기, 일확천금을 중요하게 여기고, 돈의 많고 적음이 인간을 평가하는 잣대가 되며, 더 나아가 돈을 벌 수 있다면 목적이 수단을 넘어선다고 어릴 때부터 배운다. 이런 사람들이 자라나서 우연히 큰돈을 따면 봉인되었던 문이 열리면서 손쉽게 중독적 도박의 세계로 들어간다.

가까운 곳에 도박장이 있어서 항상 보고 자라는 것도 중요한 원인이다. 미국의 원주민 인디언들은 현재 인디언 보호 구역이라는 제한된 공간에서 살고 있다. 이들이 살아갈 방도가 없자, 미국 정부는 인디언 보호 구역 내에 카지노를 개설할 권한을 주었다. 외지인들이 들어와서 카지노를 즐기고, 인디언들은 그곳에서 일하고 돈을 벌었다. 그러나 문제는 외지인들에 비해 인디언들의 도박 중독 발병률이 2배는 높다는 사실이다. 한 연구에서는 인디언 보호 구역 내에서도 카지노가 세워진 곳에 가까울수록 도박 중독 발병률이 높다고 한다. 도박 중독은 그만큼 접근 가능성이 중요한 역할을 한다.

일반적으로 도박 중독자는 자신이 도박을 잘한다고 생각하며, 공부도 많이 하고 성실하게 연구한다. 초기에는 많은 돈을 따는 승리기가 반드시 있으며, 언제든지 원할 때 빠져나올 수 있다고 여긴다. 그러나 안타깝게도 어느 순간부터는 통제력이 떨어진다. 잘 통제해 왔다고 여기던 판에서 돈을 잃는 일이 발생하면 지금까지의 손해를 만회하기 위해 점점 더 크게 베팅하고 큰돈을 잃는 악순환이 반복된다.

① 승리기

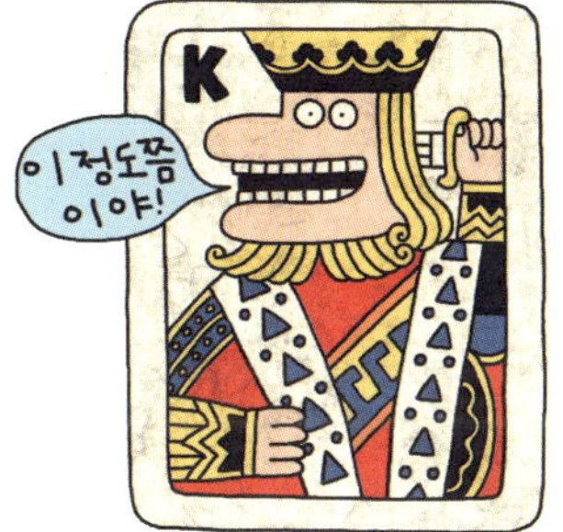

② 점진적 손실기

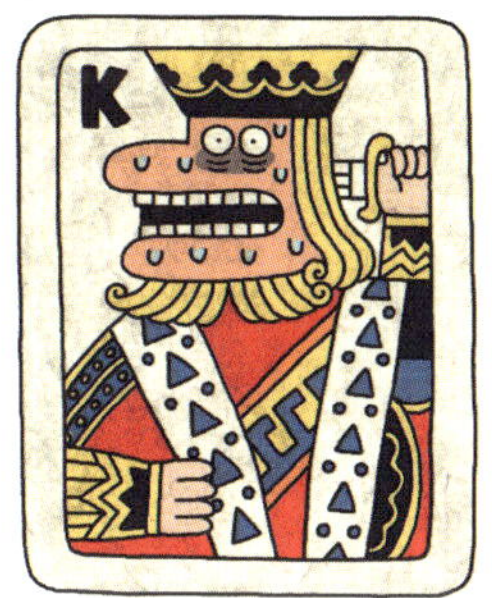

③ 절망기

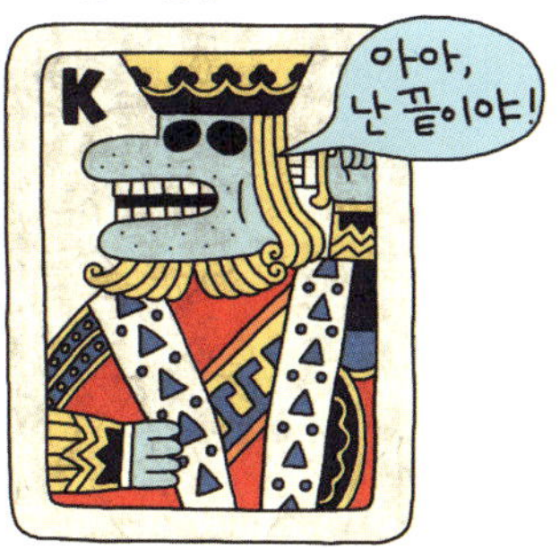

그러면서 점차 수렁에 빠진다. 이 시기를 '점진적 손실기'라고 한다. 그전에는 타짜로 추앙받으면서 평정심을 잃지 않던 사람이 항상 돈을 잃고 손해만 보면서 서서히 무너지고, 추한 도박꾼이 되어 거짓말을 하다가, 공금을 횡령하거나 손을 대서는 안 되는 돈을 건드리는 수준에 이른다.

마지막에는 범법과 인간관계의 파탄으로 이어지는 절망기로 접어든다. 그 와중에도 도박 중독자는 절망하지 않는다. 가족들이 볼 때에는 우울증에 빠지고 자살이라도 할 것 같은 상황인데, 도박 중독자들은 절망기에도 여전히 희망을 잃지 않아서 주변 사람들은 이해하기 어렵다. 중독자들은 "이번 한 번만 빚을 갚아 주면 다시는 하지 않을게요"라고 말한다. 너무 절실하고 확신에 차서 이야기하는 바람에, 가족이나 친구들이 빚을 갚아 주고 일자리를 알아봐 준다.

그러나 곧 월급을 들고 다시 도박장으로 향한다. 그동안 잃었던 모든 돈을 벌충할 수 있는 유일한 길은 도박뿐이다. 한 달 동안 지루하게 일해서 쥐꼬리만 한 월급을 받아 조금씩 돈을 모으는 평범한 일상을 견디지 못하고, 그 시간이 너무나 길고 무의미하게 느껴진다. 지금은 힘들지만 한 판만 제대로 따면 지금까지 신세진 것을 모두 갚을 수 있다고 낙관적으로 바라본다. 이런 사람을 보면 분통이 터진다. 그러니 가족들은 도박 중독자 때문에 항상 실망하고, 경제적인 어려움을 안고 살아가야 한다. 도박 중독자 본인보다 가족들이 더 힘든 것이다.

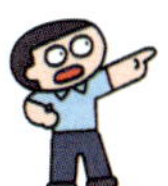

즐거운 게임과 위험한 도박

　적당한 수준의 도박은 즐거운 여가이자 삶의 활력소다. 실제로 진검 승부를 벌이거나 맞붙었다가는 치명상을 입을 수 있는 환경과는 거리가 먼 현대 사회의 사람들에게 게임은 상대적으로 안전한 공간에서 승부의 세계를 체험하는 야생성 보존의 장이다. 그러나 야생성의 짜릿함에 매료되어 오직 그 안에서만 지내고 싶어 한다면? 목표 수익을 내는 데 만족하고 절제하며 기다릴 줄 아는 것이 투자이고, 수익 자체보다 어느 이상의 돈을 버는 쾌감 자체만을 바라면 투기라고 말하기도 한다. 게임과 도박, 사회적 도박과 병적 도박의 차이는 이런 행동 목적의 미묘한 차이에 있다. 지금 바라는 목적이 비현실적이고 요행만을 바라고 있다면, 도박에 가깝다.

　현실적으로 실현 가능한 수준의 목표를 세우고 이를 성취하기 위해 노력할 때 노력은 즐거운 게임이 된다. 이때 도박적 목표에 지나치게 몰두하면 자칫 무리수를 두고는 후회할 만한 실수를 저지를 수 있다. 그 선을 넘지 않으려면 노력의 동기를 게임 수준에서 억제할 수 있는 성숙한 통제력이 필요하고, 선 너머 세계의 위험성과 비가역성을 인식해야 한다.

보이지 않는 고릴라

| 주의력 착각 실험 |

에드거 앨런 포의 「도둑맞은 편지」에서는 계략가 D장관이 왕비의 비밀 편지를 훔쳐서 왕비가 곤궁에 빠지는데, 이 편지를 찾기 위해 사설탐정 뒤팽에게 의뢰한다. 경시청장과 경찰이 장관의 집을 아무리 뒤져도 찾지 못했는데, 뒤팽은 쉽게 편지를 찾아냈다. 누구나 볼 수 있는 편지꽂이에 허술하게 꽂혀 있었던 것이다. 침대 밑이나 서가의 책 안쪽에 숨겨 놓았을 줄 알았는데, 의외로 모두가 볼 수 있는 곳에 내놓았던 것이다.

도대체 어떻게 이런 일이 가능할까? 1999년에 차브리스(Christopher Chabris)와 사이먼스(Daniel Simons)가 기발한 실험으로 이를 증명했다. 검은 셔츠를 입은 3명, 흰 셔츠를 입은 3명, 도합 6명의 학생들이 팀을 이뤄 농구공을 주고받는다. 공중에서 던지기도 하고, 땅에 튕겨 패스하기도 한다. 실험에 참가한 학생들에게는 흰 셔츠를 입은 팀의 패스 횟수를 세도록 했다. 게임이 끝난 후 학생들은 두 사람에게 답을 제출했다. 그러자 차브리스와 사이먼스는 학생들에게 "혹시 선수들 말고 다른 것은 보지 않았나요?"라고 물어보았다. 다들 어리

둥절해했다.

두 사람은 학생들에게 찍어 놓은 동영상을 보여 주었다. 고릴라 옷을 입은 학생이 천천히 등장하여 카메라를 바라보고 가슴을 두드리고는 천천히 퇴장하는 모습이 담겨 있었다. 그런데도 실험 참가자의 절반은 고릴라의 등장을 알아차리지 못했다(http://www.theinvisiblegorilla.com/gorilla_experiment.html에서 동영상을 볼 수 있다).

선택적 집중을 하다 보면 시야에 맹점이 생기고, 이로 인해 착각하게 된다는 사실을 입증한 것이다. 이를 '주의력 착각'이라고 한다. 경시청장이 도둑맞은 편지를 찾지 못한 것도 당연히 그곳에는 없을 것이라고 여기고 다른 곳에 집중했기 때문이었고, D장관은 이러한 인간의 심리를 잘 파악하고는 이용했던 것이다.

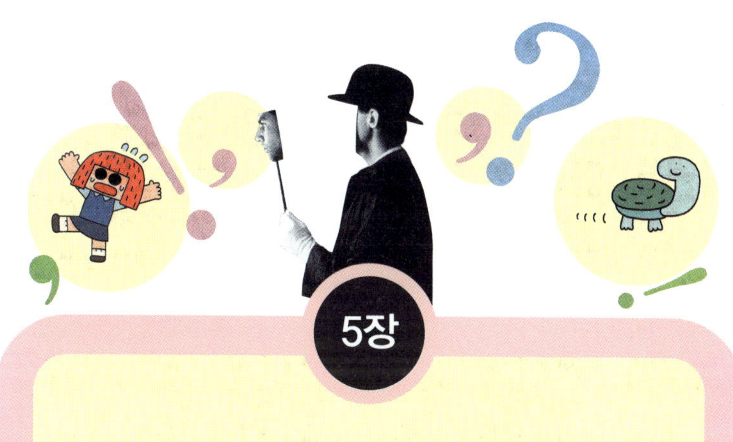

유전이 더 중요할까, 환경이 더 중요할까?

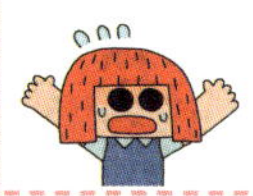

큰 사고도 잘 견디는 사람이 따로 있을까?

외상 후 스트레스 장애

영민은 어젯밤에도 새벽 3시경에 깨어났다. 사고가 난 지 3달이 지났고 상처도 많이 아물었지만, 아직도 밤마다 그날의 사고를 꿈꾸기 때문에 잠을 잘 수 없다. 식은땀에 온몸이 젖어 일어나면 다시 잠들기도 어렵다. 낮에도 힘들기는 마찬가지다. 하루 종일 머리가 멍하고 집중이 안 돼서 TV에서 좋아하는 코미디 프로그램이 나와도 시끄럽게만 들린다. 작은 소리에도 깜짝 놀라 가슴이 두근거리기 일쑤다.

영민은 차를 타고 가다가 중앙선을 넘어온 차에 부딪쳐 크게 다쳤다. 탑승자 중에는 사망한 사람도 있었기에 식구들은 살아남은 것만도 감사히 여기라고 위로했지만, 영민은 여전히 사고가 났던 차 안에

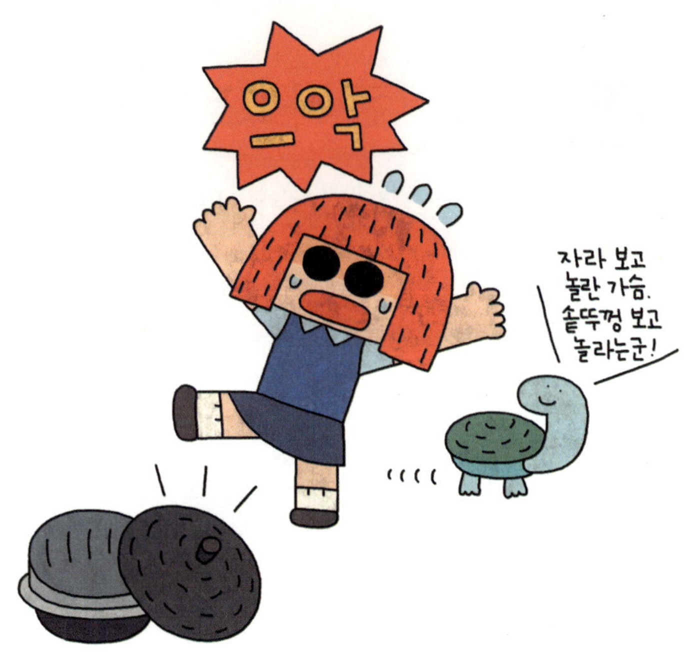

있는 것만 같다. 병원에 가려고 차를 타도 조수석에는 절대 앉지 않고 뒷자리에 깊숙이 앉아 차창 밖도 쳐다보지 못한다. 아버지가 운전하면서 중앙선에 가까운 1차로로 차선을 변경하면 짜증을 내면서 빨리 안쪽 차선으로 들어가라고 소리친다. 사람이 변해 버린 것만 같다.

영민이 보이는 증상을 정신건강의학과에서는 외상 후 스트레스 장애(PTSD, post traumatic stress disorder)라고 한다. 교통사고, 전쟁, 신체 폭력 혹은 성폭력의 피해자처럼 평소 접하기 어려운 심리적, 신체적 상처를 입은 경우, 사건이 지나간 후에도 여전히 온몸과 마음이 과도하게 긴장되어서 다양한 증상을 보이는 것이 특징이다.

영민이 그렇듯이 악몽을 꾸거나 사고 장면이 영화의 회상 장면처럼 순간적으로 눈앞에서 재현된다. 또 사고와 연관된 자극을 어떻게든 피하려고 노력한다. 온몸이 극도로 긴장되어 잠을 잘 수 없고, 집중하기 어렵고, 예민해져서 짜증이 늘어난다. 이런 변화로 인해 예전과 달리 일상적인 사회생활을 잘하지 못하게 되고, 시간이 지나도 좋아지지 않아서 우울해하다가 성격마저 달라진 듯 보인다.

PTSD는 많은 영화에서 인용된다. 최근에 60세가 넘은 실베스터 스탤론이 다시 한 번 등장해서 사람들을 경악시켰던 〈람보〉 시리즈를 보자. 뒤로 갈수록 극단적인 보수주의와 슈퍼맨 같은 비현실적인 활약으로 코미디처럼 되었지만, 1982년에 처음 나온 1편은 사회 비판적인 내용을 담고 있다. 베트남전에 참전했던 그린베레 출신의 람보는 제대 후 전우를 찾아 록키 산맥의 한적한 시골 마을로 가지만, 친구는 이미 사망한 후였다. 마을의 보안관은 부랑자 행색의 람보를 체포해서 조사한다. 람보는 베트남에서 포로로 잡혀 고문당한 기억이 떠올라 미친 사람처럼 폭력을 행사한다.

다시는 기억하고 싶지 않던 포로수용소와 비슷한 상황에 처하자, 람보는 자신을 통제하지 못했다. PTSD는 원래 전쟁 중에 경험한 극한의 상황이 외상 기억으로 남아 생긴 다양한 증상을 일컫는다. 2차 세계 대전 당시 나치가 만든 집단 수용소에서 살아남은 생존자들이 오랫동안 여러 가지 증상을 보였고, 베트남전에 참여한 미국인들이 귀국 후에 적응하지 못하고 문제를 일으켰으며, 최근에는 이라크와 아프가니스탄 전쟁에 참전했던 군인들의 상태가 부각되면서 이 질환이 널리 알려졌다. 게다가 현대 사회에서 생긴 다양한 사건, 사고의 피해자들도 비슷한 증상을 겪는다는 사실이 알려지면서 이제는 흔히 마주하는 문제가 되었다.

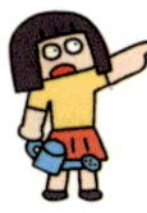

모든 증상에는 이유가 있다

PTSD의 특징적인 증상에는 이유가 있다. 증상은 사람을 불편하고 괴롭게 하지만, 인간이라는 개체의 관점에서 볼 때에는 합리적인 면이 있다. 악몽을 꾸거나 사건을 재연한 회상 장면이 떠오르는 것은 인간의 마음이 그 사건을 장악하고 있다고 확신하기 위한 노력이라고 해석할 수 있다. 아무리 힘든 일이라도 자신이 장악하고 있다는 확신이 들면 더 이상 힘들게 느껴지지 않는다. 반면 아주 쉬워 보이는 일도 잘 모르고 익숙하지 않으면 손에 익을 때까지는 긴장하고 실수할까 봐 마음을 졸인다. 그 불편함을 해소하기 위해서는 거듭 연습해서 빨리 자기 것으로 만드는 수밖에 없다.

김연아 선수가 대회에서 고난도의 점프를 하는 모습은 멋지고 아름답다. 부상의 위험을 무릅쓰고 수백 번 넘어지면서 연습한 결과물이다. 오늘도 김연아는 할 수 있다는 자기 주문을 외우면서 악셀을 시도한다. 그 주문의 근거는 요행수가 아니라 수백 번의 연습이다. 뇌도 그렇다. 한 번도 경험해 보지 못한 사건이 벌어지고 난 후, 다시는 일어나지 않으리라는 것을 알고는 있다. 그러나 도대체 감이 잡히지 않는 이 사건이 다시 벌어진다면 그때에는 잘 장악해서 처음보다는 쉽게 대처하고 싶은 본능적 욕망이 작용한다. 그렇다고 해서 다시 교통사고를 당해 볼 수도, 전쟁터에 나갈 수도 없는 노릇 아닌가?

그래서 뇌는 기억의 저장고에 있던 사건의 장면을 되새김질하듯이 되살린다. 매번 경험할 때마다 괴롭고 고통스럽지만, 여러 번 반복하다 보면 나아질 것이라고 여긴다. 여기에 딜레마가 있다. 뇌는 반복해서 상처를 후벼 파면서 내성을 기르라고 하는데, 고통은 사라지지 않고 똑같거나 심해지는 것이다. "미치고 환장하겠다"는 말이 딱 맞는 상황이다.

온몸의 자율 신경계가 항시 긴장되어 있어서 잘 때에도 이완되지 않고, 작은 일에도 잘 놀라며, 가슴이 두근거리는 증상도 사고와 연관되어 있다. 그런데 사건이 모두 종결된 다음에도 그 여파가 워낙 커서 몸과 마음이 쉽사리 편히 쉬지 못한다. 전쟁이 끝난 다음에도 공습경보 사이렌이 곧잘 울리고, 거리에 군인들이 돌아다니면서 전쟁 당시의 긴장감을 유지하는 셈이다.

그런데 긴장감은 오래 유지하지 못한다. 맨체스터유나이티드에서 활약하는 박지성 선수는 '산소 탱크'라는 별명을 얻을 정도로 경기 시간 내내 뛰어다닌다. 그의 타고난 체력과 성실함 덕분이다. 그러나 세계적으로 유명한 정상급 축구 선수들을 보면 박지성 선수와 달리, 평소에는 어슬렁거리는 것 같고 게을러 보이기까지 한다. 그러나 공격해야 할 때가 되면 어느새 전광석화처럼 가장 최적의 위치로 옮겨서 예측하지 못한 슛을 날리고는 다시 속도를 늦춘다. 긴장과 이완을 거치며 효율적으로 상황에 대처하는 것이다.

큰 사고를 당하면 머리로는 안전하다는 것을 알지만 마음과 몸은 5분 대기조처럼 완전 군장을 갖추기를 주문한다. 언제 무슨 일이 벌어질지 모르니 쉽사리 마음을 놓을 수 없어서 온몸에 힘을 주는 바람에, 쉽게 지치고 집중도 안 되고 곧 탈진한다. 이렇듯 트라우마(trauma)◆가 될 만한 사건이 고통스럽고 마음속 깊이 각인(刻印)된다. 안전지대에 있어도 "그만 쉬어"라는 구령에 반응하지 않고 "차렷" 자세를 유지하다가 쓰러지게 된다.

사람에 따라 사건을 받아들이는 태도가 다르고, 그 태도에 따라 결과도 다르다. 대구 지하철 화재 사건에서 생존한 사람들을 모아서 인터뷰했는데, 어떤 사람은 사건 이후 냄새 때문에 집에서 고기나 생선을 굽지 못하거나 가방에 망치와 손전등을 항상 넣고 다닌다고 말했다. 그에 비해 며칠 후부터 별다른 일이 없었다는 듯 다시 일상으로 복귀한 사람들도 있었다. 이는 사건을 받아들이는 감수성의 차이

때문이다. 스트레스를 받아들이는 방식은 무척 주관적이어서, 객관적으로 매우 심각한 사건이라도 담대하게 받아들일 수 있는 사람도 있다. 또 쉽게 넘어갔던 사람이라도 이웃과의 언쟁과 같은 별일 아닌 사건을 경험하고 난 다음부터 사람들과 마주칠까 봐 불안해하며 지내기도 한다. 그러므로 사건이 객관적으로 얼마나 끔찍했는지 하는 것보다 당사자에게 어떤 의미인지 파악하는 것이 더 중요하다. 그러니 "그런 걸 가지고 힘들어 해?"라는 식의 말은 함부로 하지 말자.

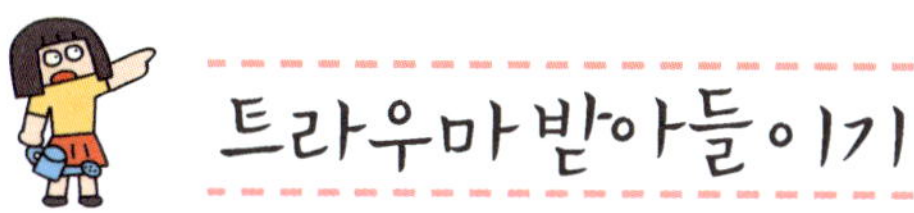

트라우마 받아들이기

PTSD의 치료는 외상에 의해 마음이 더 이상 압도당하지 않도록 조절하고, 생리적·심리적인 긴장을 늦춰 최대한 빨리 일상생활로 복귀할 수 있도록 돕는 것이다. 말로 풀면 쉽지만, 실제 치료는 쉽지 않다. 환자들을 만나 보니 트라우마라는 예기치 않던 불청객도 손님처럼 받아들이고, 더 나아가 인생의 일부로 받아들일 수 있는 용기와 내공이 있는 사람이 빨리 좋아졌다.

예기치 않던 사건을 경험하는 일은 피할 수 없어 보인다. 교통사고, 신체적 학대와 같이 큰 사건이 아니더라도, 여러 가지 종류의 불쾌한 일을 경험하고 그 사건에 대한 기억 혹은 어떤 사람과의 갈등이 떠올라서 자꾸 괴로워질 때가 있다. 무엇보다 사건과 갈등에 압도당하지 않는 것이 중요하다. 그리고 무조건 뱉어 내야 할 이물질로만 보고 떨쳐 내려 하거나 털어 내려 하면 더 단단히 달라붙는 속성이 있다. 떨쳐 내겠다고 손사래를 치면 실재보다 훨씬 크고 무섭고 위험한 것으로 확대되어 더욱 단단히 몸에 박혀 들면서 생생해진다. 내안의 원초적 공포감이 사건이나 갈등에 투사되어 비현실적인 괴물로 변한다. 그러므로 애초에 사건이 일어났을 때 이를 객관화하고 거리를 두고 보면서 실체를 파악하는 것이 첫 번째 단계다. 또 사건이 어쩔 수 없는 일이었다면 사건의 불가피성을 인정하고 인생의 한 부분으로 받아들이는 담대함을 보이는 것이 두 번째다.

이 두 단계를 거친다면 비현실적인 괴물로 커져 버린 사건에 압도당해 사로잡히는 일만큼은 피할 수 있다. 이것이 PTSD로 괴로워하는 사람들이 인생의 태클로 힘들어 하는 일반인들에게 던져 주는 교훈이기도 하다.

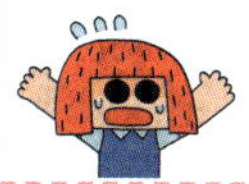

변화된 환경에 적응하지 못한 유전자

ADHD

"넌 왜 이리 산만하니? 가만히 앉아 있지를 못하네."

철수는 어릴 때부터 엄마와 선생님에게서 이런 말을 수도 없이 들었다. 그래서 지금은 심드렁하다.

"심심한 걸 어쩌란 말이에요. 참, 참고서 사게 돈 좀 주세요."

"전에 산 참고서는 어쨌는데?"

"학원에 두고 온 것 같은데, 없어졌던데요?"

"벌써 몇 번째니, 이게?"

물건을 흘리고 다니는 것도 한두 번이 아니고, 잠시도 가만히 있지를 못하고 손발이라도 꼼지락거린다. 선생님이 말씀하실 때 끝까지 듣지 못하고 중간에 말을 자르고 제멋대로 답을 이야기하다가 혼나기 일쑤다. 그렇지만 친구들 사이에서는 인기가 많다. 친구들이 망설여서 하지 못하는 일도 철수가 나서서 먼저 저지르는 경우가 많기 때문이다. 지난번 축구 경기가 있던 날 야간 자율 학습 때에도 친구들이 수군거리며 선생님의 눈치를 보고 있을 때, 철수가 감독하는 선생님에게 "선생님, 축구 중계 봐요"라며 솔선수범해서 나섰다. 철수가 산만하긴 해도 친구들은 재미있다고 여긴다. 부모님이나 선생님의 입장에서는 철수를 볼 때마다 한숨이 절로 나온다.

철수의 이런 모습은 전형적인 주의력 결핍 과잉 행동 장애(ADHD, Attention Deficit Hyperactivity Disorder)의 증상이다. 전체 아동의 3~20퍼센트에서 발생하는 것으로 알려진 흔한 정신 질환으로, 남자가 여자보다 3~9배는 더 많이 발생한다. 증상은 만 4세경부터 뚜렷이 눈에 띄고, 초등학교 입학 무렵에는 분명한 증상이 보인다. 충동적이고 과도하게 활동하며, 부주의해서 한 가지 목표에 오랫동안 집중하는 능력이 현저하게 떨어진다. 모든 아이들이 어릴 때에는 주의력이 떨어지고 충동적이지만, ADHD가 있는 아이들은 정상 범위를 벗어나서 해당 연령에 기대하는 것보다 주의력이나 집중력이 훨씬 떨어진다.

충동적이기 때문에 잘 참지 못한다. 밥도 한자리에서 먹지 못하며, 몸이 먼저 움직이니 사소한 일로 부딪히고 싸우기 일쑤다. 진득하니 있지 못하고 끊임없이 움직여서 "고장난 장난감 같다"는 말을 듣는다. 부주의하기 때문에 물건을 잘 흘리고 계획표를 짜서 실행하는 것을 무척 어려워한다. 약속이나 숙제는 자주 잊어버리고, 아주 쉬운 문제도 빼먹고 풀거나 나중에야 발견하곤 한다.

이런 문제를 가진 사람은 예전부터 있었다. 그런데 수십 년 전에 비해 심각한 문제가 되고 눈에 많이 띄는 이유는 사회 문화적인 변화 때문이다. 30년 전만 해도 초등학교에 들어가서야 한글을 배우기 시작했다. 그러나 지금은 이미 다 배웠다고 간주하고 읽고 쓰기를 가르친다. 또 교과목도 많이 어려워졌고 예전에 비해 경쟁도 심해졌다. 즉, 같은 나이의 아이들에게 요구하는 집중도가 수십 년 전에 비해 몇 배는 높아졌다는 말이다. 그러니 예전 같으면 좀 덜렁거리지만 활동적이어서 골목대장 노릇을 하던 아이들이 부주의하고 충동적인 아이로 취급받으며 치료 대상이 되었다. 사회의 변화가 환자를 만든 셈이다.

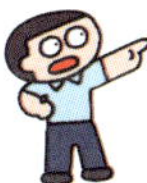

발달 속도의 차이가 ADHD를 만든다

아이는 원래 충동적이고 산만하다. 주의를 집중하고 억제하는 능력은 뇌의 앞부분인 전두엽에서 맡는다. 그런데 전두엽이 전체 뇌에서 차지하는 부분이 침팬지는 5퍼센트인 데 비해 호모사피엔스인 인간은 무려 30퍼센트나 된다. 이 때문에 문제가 생긴다. 전두엽은 상징과 같은 추상을 이해하고 융통성, 주의 집중력, 언어 유창성, 판단력과 같은 고차원적인 능력을 담당하며, '인간을 인간답게 만들어 주는 뇌의 영역'이다. 그런데 상대적으로 늦게 진화한 영역이고 덩치가 크다 보니 발달도 늦다. 1살이 되면 걸음마를 떼고 달리기를 하면서 빠른 속도로 운동 능력이 발달한다. 언어 능력도 2~3살부터 좋아진다. 그러나 전두엽의 기능은 빨리 발달하지 못하고 절대적인 시간을 필요로 한다. 그래서 초등학교 취학 연령을 더는 이른 나이로 할 수 없다.

그런데 개인차가 있어서 병은 아니지만 상대적으로 느리게 발달하는 사람이 있다. 그래서 문제가 생긴다. 수십 년 전의 교육 수준이었다면 문제가 되지 않았을 사람이 요즘 필요로 하는 학습량과 집중도를 고려하면 정상 범위에 속한다고 보기 어려운 수준이 되어 버린 것이다. 시간이 지나 전두엽이 충분히 여물고 나면 쫓아갈 수 있다. 그러나 몇 년 늦어지는 동안에 학습 편차가 너무 심하게 벌어지고, "나는 공부를 못하는 애야. 실수도 많아서 만날 혼나"라는 식으로 자기 비하를 하게 된다. 그래서 치료가 필요한 것이다.

흥미롭게도 ADHD가 남자에게 몇 배나 더 많이 나타난다. 남녀의 성차를 진화론적 관점에서 해석하는 경우도 있어서, 진화 심리학자들은 ADHD와 같이 과도하게 산만하고 충동적인 성향을 보이는 사람이 현대 사회에는 적응하기 힘들지만 도킨스(Richard Dawkins)의 『이기적 유전자(*The Selfish Gene*)』의 관점에서 볼 때는 의미가 있다고 생각한다. 전혀 필요가 없다면 이런 유전자는 도태되어야 할 것이다. 그러나 인간, 좀 더 구체적으로 유전자가 살아남고 적응하는 데 필요하기 때문에 유전자 저장고(gene pool)에 남아 있다는 뜻이다.

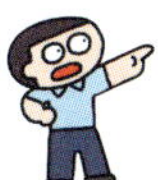

현대 사회에 적응하지 못한 유전자

이런 유전자가 남아 있는 이유는 충동성과 부주의함이 한때 쓸모가 있었기 때문이다. 이리저리 쉬지 않고 움직이고 충동적인 면, 한군데 관심을 집중하지 않고 이리저리 검색하고 빠르게 주의를 전환하는 특징은 모두 수렵 활동과 연관되어 있다. 오스트랄로피테쿠스◆는 나무에서 땅으로 내려와 살면서 공동체 생활을 시작했다. 이후 자연스럽게 남성은 수렵하고 여성은 아이를 키우며 간단한 목축이나 농사를 짓는 것으로 역할이 분담되었다. 그러다 보니 남성이 집단에서 인정받거나 살아남으려면 활동성이라는 덕목이 필요했다. 심사숙고하기보다 몸이 먼저 움직이고, 끊임없이 동물을 찾아다니는 것이다.

충동적인 면도 이런 맥락에서는 나쁘지 않다. 충동적이라는 것은 반응하지 않아야 할 때 반응하는 것이다. 어떤 반응이 옳고 그른지 판단하고 반응하기보다는 일단 반응하고 보는 것이 아무 반응도 보이지 않다가 위험한 동물에게 당하는 것보다는 생존에 훨씬 유리하다. 정확성은 중요하지 않다. 이런 덕목은 수렵을 전담한 남성의 유전자에 많이 남아서 ADHD가 남성에게 훨씬 많이 나타나는 것이다.

환경은 수시로 변하는데, '안전과 위험',

오스트랄로피테쿠스
300만 년 전 혹은 그 이전에 존재했던 최초의 화석 인류

'자원의 풍부함', '시간 선택 여부'의 3가지 영역으로 나눌 수 있다. 위험하고 자원은 모자라고 시간 선택을 할 수 없는 상황이라면, 오랫동안 심사숙고하고 주어진 정보를 잘 분석하고 적절히 자원을 배분할 줄 아는 '문제 해결형(problem solving type)' 인간보다는 '즉각 반응형(response ready type)'의 인간이 생존하는 데 유리할 것이다. 안타깝게도 현대 사회는 전반적으로 안전하고 자원은 풍부한 편이며 시간적 여유도 있는 편이다. 그러니 즉각 반응형의 인간은 잘 적응하지 못하는 사람으로 평가된다.

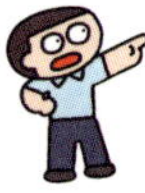 ## 존재하는 것만으로도 소중한 사람들

그런데도 유전자 저장고에 이런 유전자가 남아 있는 이유는 인간의 환경이 어떻게 변할지 누구도 알 수 없기 때문이다. 즉각 반응형의 사람들은 ADHD라는 정신건강의학과적 진단을 받고 치료받는 대상이 되었지만, 영화 〈나는 전설이다〉나 〈투모로우〉에서와 같이 극단적인 환경 변화나 재앙으로 인해 인류의 생존이 위협받고 문명의 이기를 누릴 수 없는 상황이 온다면 누가 더 유리할까? 미국 TV 시리즈 〈로스트〉는 무인도에 불시착한 사람들이 생존하기 위해 애쓰는 내용이다. 드라마를 보면 기존의 사회에서는 인정받지 못했던 사람들이 도리어 자신의 장기를 이용해서 뛰어난 생존 능력을 보인다. 이와 같

이 유전자는 인간의 환경이 180도 바뀌더라도 살아남기 위해 지금은 불필요해 보이는 능력도 완전히 삭제해 버리지 않고 남겨 둔다. 즉, 어느 순간 환경이 급격히 변하게 되면 ADHD로 진단받고 치료 대상이던 사람이 생존력 강한 사람으로 존경받는 인생 역전도 가능하다.

어떤 사람이 예측하지 못한 행동을 하고 그 방식을 고집할 때, "왜 저래? 정말 이해가 안 돼. 안 되는 걸 왜 하는 거야?"라며 안타까워하거나 답답해하는 경우가 있다. 산만하고 충동적인 사람도 학교 다닐 때에는 적응하기 힘들었을지 모른다. 그러나 산만함과 정신없음을 장점으로 승화하여 방송인으로 성공한 노홍철 같은 사람도 있다.

보편타당한 상식의 관점에서 볼 때 이해하기 힘든 사람이라도 사회 전체의 생존과 환경 변화에 대한 적응이라는 관점에서 본다면 너무나 소중한 존재다. 보통의 사람들이라면 대처하지 못할 만큼 예측하기 힘든 위기 상황이 닥쳤을 때 그들의 존재 덕분에 집단은 위기에서 벗어날 수 있을지 모른다. 그러니 주류에 속해 있다고 해서 마이너에 속한 사람을 억누르거나 폄하하면 안 된다. 지금은 마이너로 보이지만 그들이 존재한다는 것은 사회의 건강함과 적응력을 보여 주는 바로미터가 된다는 사실을 잊지 말자.

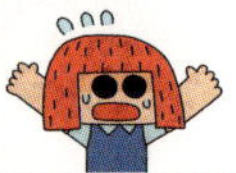

먹기를 거부하는 진짜 이유

거식증

얼마 전 브라질의 젊은 모델 카롤리나 헤스통이 사망한 사건이 화제가 되었다. 그녀는 170센티미터의 키로 모델이 되었다. 그런데 지나치게 다이어트하는 바람에, 어느 순간부터는 음식을 섭취할 수 없게 되었다고 한다. 그 결과 그녀의 몸무게는 38킬로그램밖에 나가지 않았고, 병원에 입원해서 치료했지만 결국 사망에 이르렀다. TV에서 패션모델들의 캣 워킹을 보면서 "얼마나 운동하고 음식 조절을 하면 저런 몸매가 될까?" 하며 감탄하지만, 죽음에 이를 정도의 다이어트는 문제가 있다.

이 사건은 엄청난 경쟁과 스트레스 속에 사는 모델 세계의 뒤편을 보여 주어 흥미로웠다. 그러나 지나친 감량이 소중한 생명을 앗아 갈

수 있고, 다이어트가 모델에게만 국한되는 것이 아니라 대중에게까지 파급되고 있다는 것을 생각하면 아찔하다. 모델은 대중들이 생각하는 아름다움의 표준이다. 패션지에 실린 모델의 모습 때문에 그녀들이 입은 옷을 보고 수많은 사람들이 앞 다퉈 옷을 구입한다. 그러면서 의식적, 무의식적으로 그들 수준의 몸매가 아름다움의 표준이 된다. 안타깝게도 일반인이 그 정도의 몸매를 만들기는 현실적으로 어렵다. 또, 건강 측면에서도 바람직하지 않다.

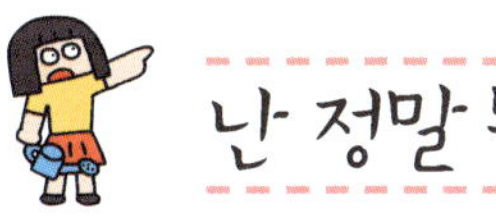

난 정말 뚱뚱할까?

수많은 사람들이 '나는 뚱뚱해, 더 말라야 해'라는 강박적인 죄의식 속에 살아가고 있다. 수백 년 전 서양의 유명 화가들이 그린 그림을 보면 모델들은 모두 통통하다. 〈모나리자〉를 봐도 그렇지 않은가. 패션 잡지가 없던 당시에는 그림이 스타일을 선도했을 것이다. 지금과 비교해 보면 얼마나 큰 차이가 있는지 알 수 있다.

20세기 이후 선진국을 중심으로 영양의 과소비가 일어나면서 고도 비만이 문제가 되었다. 그러면서 전체적으로 발육 상태가 좋아지고 영양분의 섭취가 필요 이상으로 늘어났다. 그런데 사회적으로 날씬함의 표준은 살과 뼈가 만나는 수준의 깡마른 체형으로 역주행했다. 그러다 보니 다이어트에 집착하는 사람들은 갈수록 늘어난다. 살이

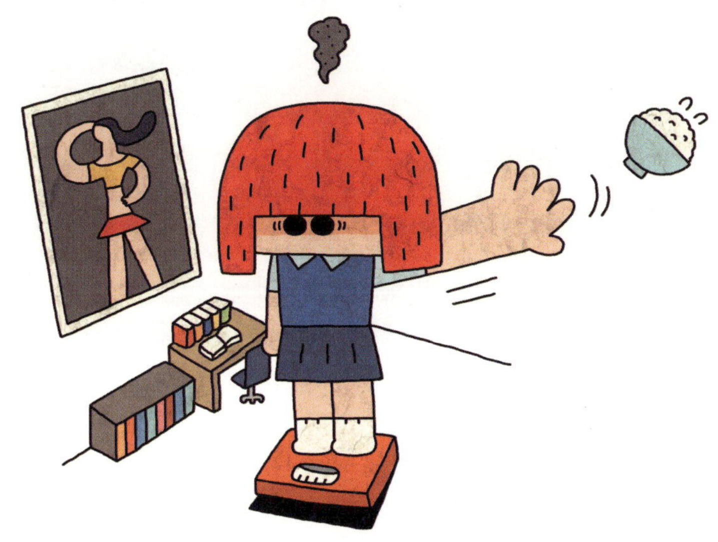

찐 사람은 이성과 동성 모두에게 매력이 없고, 사회적으로도 자기 절제력이 없는 실패자라는 통념이 형성된다.

　사회적인 문제가 되는 지나친 다이어트의 한 극단에 '신경성 식욕부진증(anorexia nervosa)', 즉 '거식증'이라는 병이 있다. 다이어트는 일반인들의 문제이고 거식증은 극소수 사람의 정신 질환일 뿐이라고 이분법적으로 생각하면 안 된다. 거식증에 빠진 사람들이 처음부터 그런 것은 아니었기 때문이다.

몇 달 전, 19세 여학생이 입원했다. 155센티미터의 키에 몸무게가 35킬로그램에 불과했다. 처음부터 정신건강의학과에 온 것은 아니었다. 다만 전보다 피곤하게 느껴져서 동네 내과에 갔는데, 간 기능 검사 수치가 활동성 간염 수준으로 높게 나와서 대학 병원 소화기내과로 옮겨졌다가 정신건강의학과로 온 것이다. 학생이나 부모 모두 정신적으로 문제가 있다고는 생각하지 않았다. 학생은 공부도 잘하고 활동적이었는데, 다만 몇 년에 걸쳐 다이어트를 하면서 20킬로그램 이상 감량했고 음식을 통제해 왔다. 일상생활에 문제가 없었고 성적이 떨어진 것도 아니었기에 가족들은 대수롭지 않게 여겼다.

처음 내가 학생을 봤을 때 한마디로 '피골이 상접한' 수준이었다. 체질량지수◆는 14.5로, 아프리카에서 기아에 시달리는 어린이 수준이었다. 간 기능 수치가 올라간 것도 사실은 체내의 지방이 모두 고갈되어 더 이상 에너지를 만들 부분이 없자, 그나마 큰 덩어리인 간을 파괴해서 땔감으로 사용했기 때문이었다. 대뇌 MRI를 촬영했더니 아직 젊은 학생의 뇌는 치매 환자마냥 쪼그라들었고, 눈 주위의 풍부하게 있어야 할 지방은 흔적도 없이 사라져 있었다. 상대적으로 지방질이 풍부한 대뇌가 타격을 받은 것이다. 월경은 안 한 지 1년이 지났고, 애기 솜털이 보송보송 나 있었다. 그런데도 학생은 병원에서 밥을 너무 많이 준다고 불평하고, 하루 종일 병실을 돌아다니면서 운동하거나 공부하는 데 열중했다. 마치 아무 문제도 없다는 듯이 말이다.

처음부터 그런 것은 아니었다. 예민한 사춘기에 다소 통통했던 그녀는 친구들의 놀림에 절치부심하여 다이어트하면서 삶의 스타일이 변해 버렸고, 더 이상 자신의 행동을 통제할 수 없는 상태가 된 것이다.

이 병은 10대 전후에 시작해서 20대에 가장 많이 발견된다. 인구의 4퍼센트까지 병에 걸렸을 것이라고 추정하며, 여성이 남성에 비해 20배 정도 많이 발병한다. 병명에는 '식욕 부진(anorexia)'이라는 단어가 들어가지만 식욕이 떨어진 상태는 아니다. 흥미롭게도 직접 요리해서 다른 사람을 먹이는 것을 좋아한다. 그리고 칼로리 소모를 위해 하루 종일 쉬지 않고 움직인다. 음식물의 칼로리나 영양분에 대한 지식이 해박하며, 강박적으로 매일 해야 하는 행동을 하려고 하고, 문제점을 지적하면 근본적으로 아무 문제가 없다고 부인한다.

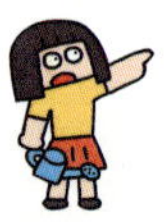

신체 이미지의 왜곡

〈캐러비언의 해적〉, 〈러브 액추얼리〉 등에 출연해 친숙한 여배우 키이라 나이틀리의 최근 사진은 충격적이었다. 뼈만 남은 앙상한 몸매는 거식증이 의심될 정도다. 그러나 그녀는 정상적으로 다이어트해서 날씬해졌을 뿐이라고 말한다. 이런 일은 배우 케이트 보스워스나 린제이 로한 등에게도 일어난다. 대중의 눈으로 볼 때에는 '이건 아닌데'라는 생각이 들 정도로 선을 넘어선다. 그러나 그들은 스스로를 정상이라고 여기고, 오히려 좀 더 빼야 한다고 생각한다. 놀이공원에 가면 휘어진 거울이 있는 방이 있는데, 마치 그들이 자신을 비추는 거울은 그런 모양이다.

근본적인 문제는 '나는 뚱뚱하다'라고 자신의 신체 이미지를 심각하게 왜곡한다는 것이다. 아무리 거울을 보여 주며 다른 사람과 비교해도 자신은 아직 뚱뚱하고 만족스럽지 않다고 여긴다. 깡마른데도 1~2킬로그램만 늘면 무척 불편해하고, 쓸데없는 살덩이가 몸 안에 들어와 있는 것처럼 힘들어한다. 그래서 일부러 토하거나 설사를 유도하는 약을 상습적으로 복용한다.

이들은 일반적으로 머리가 좋고 자신을 완벽하게 통제하려는 완벽주의적 성향이 강하다. 그렇기 때문에 주변에서 볼 때에는 별다른 문제가 없는 사람으로 보이고, 특히 부모들은 다이어트를 열심히 하는 것뿐이라며 대수롭지 않게 여긴다. 그러나 10명 중에 1명의 환자는 결국 사망에 이르는 무서운 병이다. 내 경험상, 정신 질환 중에서 의사가 보는 예후와 환자나 보호자가 여기는 병의 심각도가 가장 크게 차이가 나는 병이다. 의사는 "죽을 수 있는 무서운 병이니 빨리 치료합시다"라고 설득하려 하고, 당사자나 보호자는 "앞으로 조심하면 되잖아요. 별문제 없어요"라고 대수롭지 않게 여겨서 의사를 답답하게 만드니 말이다.

그래서 거식증의 발병에 부모도 한몫을 한다고 의심하게 된다. 정신 분석학적으로 거식증은 '무의식적으로 더 이상 자라기를 거부하는' 상태다. 소녀는 성인이 되고, 자아를 통제하고 현실 속에서 독립된 정체성을 갖고 생활하는 것이 두렵고 무섭다. 그래서 음식을 거절하고 여전히 아이로 남고 싶어 한다. 이 병이 사춘기부터 20대 초반에 발병하는 것도 성인이 되는 통과의례를 앞두고 영원히 소녀로 머물기를 바라기 때문이라고 해석할 수 있다. 생물학적 나이는 성인이 되어도 자신을 굶겨서라도, 그렇게 해서 월경을 중단하고 솜털이 나서라도, 먹은 것을 토해서라도 소녀로 남아서, 부모가 돌봐 주고 보살펴 주기를 무의식적으로 간절히 원한다.

부모나 환자 모두 강력히 부인하지만, 어머니와 소녀 사이의 애착과 친밀함이 유독 끈끈하고, 정신적으로 분리되지 못한 채 공생 관계를 유지하는 것을 흔히 관찰할 수 있다. 그들은 오랫동안 그렇게 지냈기 때문에 자연스럽지만, 제3자의 관점에서 보면 보편타당한 수준을 넘어선다. 의사 결정은 어머니가 내리고, 웬만한 일은 함께하고, 어떤 비밀도 없이 공유하며 표면적으로는 좋은 모녀 관계다.

거식증은 여성판 '피터팬 신드롬'이라고도 할 수 있다. 문제는 '주체적으로 독립적인 어른'이 되어야 한다는 당위적 본능이 마음속 깊은 곳에 살아 있다는 것이다. 모든 일을 통제하는 강력한 어머니의 이미지가 신체 안에 탑재되어서 성장을 가로막고 있다는 사실도 인식하고 있다. 이를 해결하기 위해 신체를 굶겨 죽여서 모든 일에 사사건건 개입하는 어머니상을 파괴하려는 것이다. 이런 무모한 노력이 결국 비극적인 자기 파괴의 길로 이끈다.

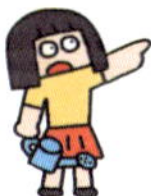 ## 거식증의 근원을 파헤쳐 보면

사회적으로 날씬한 몸이 매력적이라고 여기는 경향이 다이어트를 부추기는 풍토를 형성하고 있는 것은 분명하다. 그리고 많은 이들이 항상 다이어트에 신경 쓰고, 자랄 나이의 청소년들조차 필요한 영양을 섭취하지 못해서 빈혈에 시달리거나 신진대사에 불균형이 오는 것을 볼 수 있다.

그러나 거식증이라는 심각한 정신 질환에 걸리는 데에는 본인의 문제만이 아니라 부모와의 관계도 중요한 역할을 한다. 아이가 성장하는 데 지나치게 간섭하고 모든 것을 미리 챙겨 주는 부모, 자신의 바람을 투사하여 아이가 자신이 원하는 대로 되기를 바라는 부모 밑에서 자란 아이는 어느 순간 성장을 거부하고 그 자리에 멈추어 버린다. 자신이 만든 왜곡된 거울 방이라는 감옥에 몸을 가둬 놓고, 마음은 어린아이로 남겠다고 선언한다.

겉으로는 지나친 체중 감소와 신체 이미지를 잘못 인식하는 것으로 드러난다. 그러나 본질은 어른이 되기를 두려워하고 혼자 서기를 무서워하며 아이로 남으려고 무의식적으로 애쓰는 것이다. 마음속의 아이는 몸을 조종해서 더 자라지 않게 하고, 영양분이 들어오는 것을 막은 채 자기 안의 살을 태운다. 얼마 안 되는 재물을 전당포에 맡기고 초가삼간까지 태워 버리고 나면 남는 것은 재뿐이다. 재만 남은 몸뚱어리에다 마음은 피폐해지고 삶은 종말을 고한다.

다이어트는 과소비와 과잉 영양이 가져온 현대 사회의 문화적 현상이다. 마음이 성장하는 데 어려움을 느끼는 사람에게 다이어트는 거식증으로 발전해서 스스로를 파괴하는 합리적 이유를 공급하는 급행열차의 티켓인 셈이다. 다이어트에 관심을 갖는 것은 나쁘지 않다. 그러나 그것 때문에 성장하지 못한다면? 자신을 더 이상 사랑하지 못하게 된다면? 그때부터 다이어트의 억압에서 벗어나 자신의 모습을 인정하고 사랑하려 노력해야만 한다. 그래야 진정한 자신을 찾고 자신의 몸을 사랑하고 받아들이면서 독립적인 주체로 살아갈 수 있다. 자신의 몸을 사랑하지 못하는 사람 중에 마음이 건강한 사람은 없다.

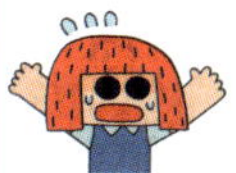

자폐증은 천재의 병일까?

자폐증

더스틴 호프만이 자폐증에 걸린 형으로 나오고 톰 크루즈가 형에게 남겨진 유산을 뺏으려는 야박한 동생으로 나온 〈레인맨〉이라는 조금 오래된 영화가 있다. 두 사람은 여행 중 우연히 도박장에 들어갔다가 블랙잭이라는 카드 게임을 하는데, 이 게임은 지금까지 나온 카드의 패를 외우면 다음에 나올 것을 예측할 수 있기 때문에 게임에서 이길 확률이 높아지는 특징이 있었다. 그런데 동생은 형이 카드의 패를 모두 외우는 재주가 있다는 사실을 알게 된다. 장애인으로만 알았던 형에게 이러한 재능이 있다는 것을 안 동생은 카드 게임의 룰을 가르쳐 라스베이거스로 진출한다. 그런데 형은 정말 천재인 것일까?

자폐증에 관한 영화나 다큐멘터리를 보면 천재적으로 피아노를 잘 치거나, 어떤 사물을 보면 기가 막힐 정도로 똑같이 그려 내거나, 숫자에 대해서는 비상할 정도로 계산하고, 아주 오래전에 벌어진 사건들까지도 세세하게 기억하는 사람이 나온다. 이들을 바보 석학(idiot savant)이라 부르기도 한다. 아쉽게도 이런 사람들은 자폐증 환자의 본질에서 많이 벗어난 극히 일부일 뿐이다.

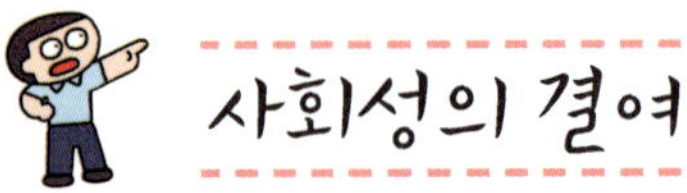

사회성의 결여

자폐증은 정신건강의학과 영역에서 볼 때 상당히 중증의 질환이다. 현대 정신건강의학과에서 자폐증은 '범발달 장애(pervasive development disorder)'라는 진단명이 있다. 대부분 만 3세 이전에 특징적인 증상이 두드러지게 나타난다. 사회적 관계 맺기, 의사소통 능력, 특정한 영역에만 흥미를 지니거나 같은 행동을 반복하는 것이 가장 뚜렷한 특징이다.

20세기 초기에 정신 분석학이 유행하던 시절에는 엄마와 아이 사이의 애착 형성이 실패한 결과 자폐증이 나타난다고 생각했다. 엄마가 아이에게 무관심하거나 바빠서 아이와 충분히 관계를 맺지 못하면 아이는 더 이상 타인과 관계 맺기를 포기하고 자기만의 세계로 빠져든다. 바쁜 엄마가 냉장고 안에 우유를 미리 타 놓고는 아이가 울면 우유병을 꺼내 아이의 입에 물려 주고 다시 자신의 일로 돌아가 버리는 행동을 비판하는 '냉장고 엄마(refrigerator mother)'라는 단어로 자폐증을 조장하는 차가운 엄마의 모습을 묘사했다. 그러나 자폐증은 선천적인 생물학적 이상으로 인해 발생하는 병이다.

뇌파나 CT, MRI에서 이상 소견을 보이는 경우가 많고, 부검해 보면 소뇌의 퍼킨제 세포(Purkinje cell)*의 수가 적은 것이 발견된다. 형제 중에 자폐증이 있는 경우 일반인의 50배 정도로 나타날 확률이 높아지는 등 유전적 성향도 강하다. 이는 엄마-아이 사이의 애착과 같은 심리적 원인으로만 설명할 수 없는 타고난 생물학적 결함을 지닌 중증 뇌 질환임을 뒷받침하는 증거다. 대부분 자폐증 환자는 지적 능력이 떨어지는 정신 지체를 동반한다. 언어 능력도 떨어지고 일상생활을 혼자 수행하는 데 어려움이 있다. 그러나 그중 30퍼센트는 IQ가 70이 넘고 학습이 가능하다. 앞에서 언급한 비상한 재주를 가진 자폐증 환자들이 이에 속하는데, 이를 고기능 자폐증이라고 한다.

이 중 지능은 정상 수준이지만 사회적 관계 맺기 능력만 현저히 떨어지는 경우 '아스퍼거 증후군'이라고 진단한다. 이들은 그림을 똑같이 그리거나 숫자를 외우는 능력, 패턴을 찾아내는 능력은 탁월하지만 창조적인 예술성은 없다. 똑같이 모사하거나 모방할 수 있을 뿐이다. 자폐증 환자의 탁월해 보이는 능력은 '천재'와는 근본적으로 다르다.

이런저런 결함이 있지만 궁극적인 문제는 사회성의 결핍이다. 그것이 그들이 사람과 더

퍼킨제 세포
소뇌의 피질을 구성하는 뉴런

불어 지내기 힘든 근본적인 이유다. 사람이 집단을 이루고 살게 된 이후 사회성은 생존과 밀접한 연관을 갖는다. 더 나아가 인간이 인간답게 살아가며 행복을 느낄 수 있는 요인이기도 하다.

사회성의 시작은 눈을 맞추는 것부터다. 그런데 흔하고도 가장 빨리 확인할 수 있는 자폐증 증상이 눈을 마주치지 않는 것이다. 수줍음이 많고 자신감이 없는 사람은 상대방과 눈을 잘 마주치지 못한다. 그가 내 생각을 알아차릴까 봐 겁이 나고, 괜히 맞서려는 인상을 줬다가 당할까 봐 무섭기 때문이다. 그러나 자폐증이 있는 아이는 눈을 맞출 필요를 못 느낀다. 못하는 것이 아니라 안 하는 것이다. 파충류에서 포유류로 진화하면서 대뇌의 가장 큰 변화는 변연계를 가졌다는 것이다. 변연계는 수많은 경험을 감정의 코드로 통합해서 농축해서 즉각적으로 반응하도록 감정을 학습한다. 그리고 이 시스템은 눈과 바로 연결되어서 직관적으로 반응하도록 돕는다.

그런데 자폐증이 있는 경우, 이 시스템이 작동하지 않는다. 눈을 마주쳐야 그 사람의 느낌을 이해할 수 있는데 눈을 마주치지 않으려 하니, 상대방도 그 사람이 무슨 생각을 하는지 느낄 수 없어서 답답하다. 겉으로는 웃고 있지만 속으로는 울고 있거나 무서워하는지 눈을 보면 알 수 있다. 자폐증이 있는 아이의 눈을 억지로 맞추면 공허하고 초점이 맞지 않는 것을 알 수 있다. 정신 지체가 중증인 경우라면 언어 발달도 느리고 행동도 같은 나이의 아이에 비해 발달 수준이 낮다. 만 5세에 지능 지수 50인 아이라면 2세 수준의 발달 능력을 보이기 때문에 말을 못할 수도 있다. 그러나 자폐증과 달리 사람들과 의미 있는 감정을 나누고 애착 관계를 형성할 수 있다. 자폐증 아이를 안았을 때에는 마치 나무 둥치를 안고 있는 것 같지만, 정신 지체의 경우는 그렇지 않다.

정신 지체와 자폐증은 비슷한 면이 있지만 질적으로 다른 문제다. 오가는 감정이 없는 것은 다른 사람의 마음을 읽지 못하고 맥락을 파악하는 능력이 결여되어 있다는 뜻이다. 이를 마음 이론(theory of mind)이라고 한다. 마음 이론이 정상적으로 작동하는지 확인할 수 있는 '샐리와 앤'이라는 실험이 있다.

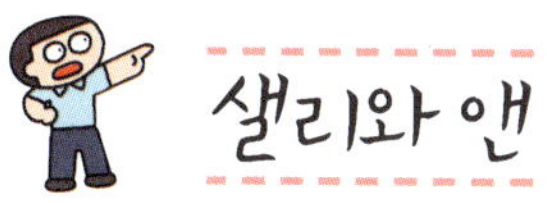

샐리와 앤

샐리와 앤이 한 방에 있다. 샐리가 공을 바구니에 넣고 방을 나간다. 그사이에 앤은 그 공을 꺼내 상자 안에 넣었다. 샐리가 방으로 돌아오면 공을 어디에서 찾을까? 마음 이론이 형성되지 않은 아이나 자폐증인 아이는 상자라고 답한다. 마음 이론이란 다른 사람의 마음을 시뮬레이션할 수 있는 능력으로, 내 안에 다른 사람의 마음을 가상적으로 만들어 '아, 저 사람은 이런 생각을 할 수 있겠구나, 저 사람의 상황은 이렇겠구나'라고 그려 보는 것이다. 샐리가 방을 떠나 있는 동안 앤이 공을 옮긴 것이므로 샐리는 그 공이 옮겨진 것을 보지 못했다는 샐리의 상황을 마음속의 가상 공간에서 재연할 수 있지만, 자폐

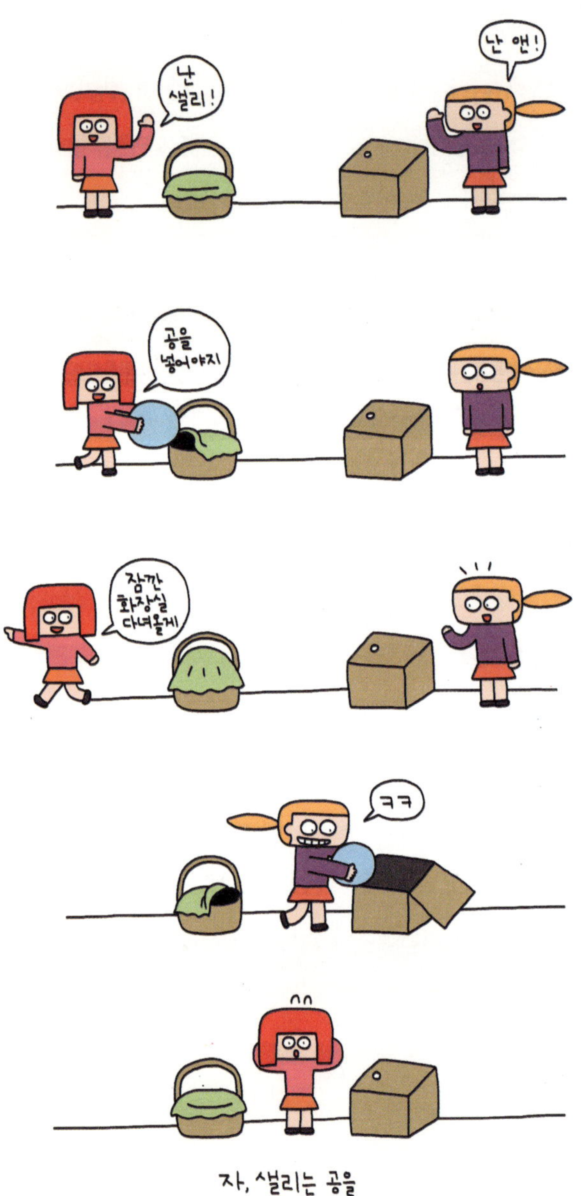

자, 샐리는 공을 어디서 찾을까?

증 아이는 자신이 본 것만 생각한다. 그러니 당연히 공을 옮긴 것을 본 그 결과에 대해서만 말하지, 샐리의 상황은 고려하지 않는다. 이 것이 마음 이론이다.

사람은 다른 사람과 관계를 맺고 유지하기 위해 의사소통을 하며, 사람 사이의 관계를 읽고 표현하면서 사회를 형성한다. 인간의 사회 화(socialization)라는 것은 타인의 마음을 읽고 전체적인 맥락을 파 악하는 능력이 얽히고설키고 축적되면서 이루어진 결과물이다. 안타 깝게도 자폐증 환자들에게는 그런 능력이 선천적으로 결여되어 있 다. 그래서 고지식하고 융통성이 없다. 자기가 본 세계밖에 모르고, 가상의 세계나 상징과 은유, 비유를 이해하지 못한다. 그래서 사과 모양 양초와 진짜 사과를 구별하지 못한다. 그리고 자동차 장난감을 쥐도 그것이 자동차라는 실체를 축소한 것이라고 인식하지 못한다. 자동차를 굴리고 비행기로 날아가는 흉내를 내면서 놀지 못하며, 자 동차 바퀴를 굴리면서 바퀴가 돌아가는 운동성을 즐길 뿐이다. 책을 읽는 것 같아 보여도 사실 책을 읽지 못한다. 그림책 속의 그림이 표 현하는 상징성을 인식하지 못하기 때문이다. 하루 종일 책만 읽는다 고 부모들은 말하지만, 사실은 책장 넘기는 소리와 감촉을 반복해서 느낄 뿐이다.

그래서 자폐증 아이의 부모들은 슬프다. 아무리 정성을 쏟아도 아 이에게서 돌아오는 것이 없기 때문이다. 영화 〈말아톤〉의 초원이는 무슨 일이 있어도 〈동물의 왕국〉은 봐야 하고, 상황이 어찌 되었건 자 기가 맡은 일을 다 하고 나면 초코파이를 먹어야 한다. 그러니 정상인인 동생은 복장이 터지고 화가 나서 형이 밉고 짜증날 뿐이다. 어릴 때는 그런가 보다 했지만 엄마의 관심이 모두 형에게 쏠려 있다는 박탈감과 사춘기의 충동성이 더해지며 참을성은 바닥나고 형을 미워하는 감정을 숨기지 않는다. 엄마는 그런 동생 때문에 답답해하지만 정작 당사자인 초원이는 아무렇지도 않다. 그것이 자폐증의 아픔이고 비극이다. 그래서 교육과 애착 증진 훈련 등을 통해 아이가 도움을 받은 다음에 "감사합니다"라고 눈을 마주치면서 말하면 감동의 눈물을 흘린다. 처음으로 의미 있는 감정의 등가 교환이 일어났기 때문이다.

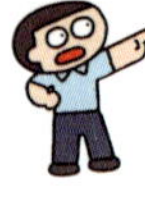

혼자 살 수 없는 사회

하루에도 수십 번씩 "저 친구는 무슨 생각으로 저런 말을 하는 것이지?", "내가 없는 사이에 친구들은 나에 대해 무슨 말을 할까?"라는 식으로 가상의 시뮬레이션을 반복하며 사회적 관계 맺기의 최적화를 위해 노력한다. 별다른 어려움 없이 잘하는 사람이 있는가 하면, 매번 타이밍을 놓치거나 잘못 판단해서 속병을 앓는 사람도 있다. 그런데 이 능력은 굉장히 복잡한 대뇌의 정보 처리 과정을 통해 이루어지는 섬세한 발달의 결과물이다. 주변 상황이나 맥락을 파악하는 능력, 상대방 분위기를 얼굴 표정만으로 알아차리는 능력은 사람마다 차이가 난다.

정상인 중에도 자신만의 세계에서 오직 자기가 본 세계만 옳다고 주장하는 사람이 있다. 이들을 보면 정말 답답하다. 자폐증 환자와 부모가 애착 관계를 형성하지 못하고 답답해하듯이, 그런 사람과는 '정들기'가 참으로 어렵기 때문이다. 주변 사람은 그 사람의 고지식함과 이기적인 면 때문에 괴로워하는 데 반해, 정작 당사자는 자폐증 환자처럼 전혀 답답해하지 않아서 힘들다. 도리어 "왜 세상은 나를 이해하지 못하고, 내가 생각한 대로 돌아가지 않는 것이지?"라면서 세상을 탓한다. 이런 사람은 결국 자신만의 세계에 고립되고 말 것이다. 자폐(自閉)란 자기(自己)를 폐쇄(閉鎖)한 것이다. 사회란 혼자 살 수 없는 곳인데 말이다.

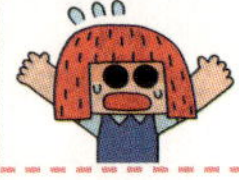
오래 사는 것이 좋기만 할까?

치매

처음 태어났을 때 머릿속은 백지나 다름없다. 로크는 인간이 빈 서판으로 태어나며 무엇을 쓰느냐에 따라 달라진다고 말했는데, 그만큼 사는 동안 쓸 것이 많다는 의미이기도 하다. 하루에도 수백 가지를 경험하면서 뇌는 수많은 것을 익힌다. 2~6세 사이에는 하루에 단어를 8개씩 익혀서 6세가 되면 대략 1만 3,000개의 단어를 이해할 수 있다. 그런데 한 번 담은 정보가 죽을 때까지 저장되지 않는다는 것이 문제다. 물론 너무 잘 기억하는 것도 괴롭긴 하지만 말이다.

대뇌에 입력된 정보는 기억의 형식으로 저장되지만, 단기 기억에서 장기 기억으로 전환되는 것은 소수다. 장기 기억으로 남은 것도 시간이 지나면서 서서히 날아가 버린다. 줄까지 그어 가면서 외운 내용인데 다음 날이면 전혀 생각이 안 나고, 일주일만 지나면 '도대체 왜 여기에 줄을 그었는지, 내가 그은 것은 맞는지' 의심하고 좌절하는 것이 학습과 기억의 경험이다.

나이가 들면 머릿속에 있는 기억이 제대로 인출되지 않고, 새로운 정보가 입력되는 것은 낙타가 바늘 구멍 통과하는 일만큼이나 어려워진다. 전화를 받고 잘 응대해 놓고도 누구와 전화했는지 기억나지 않고, 매일 가던 동네 슈퍼에서 집으로 돌아오는 길이 헷갈린다. 손자의 이름이 헷갈리고, 물건을 흘리는 일이 잦아진다. 나이가 들어서 그런가 보다 하고 생각하기에는 갈수록 그 정도가 심해지는 것 같다. 머릿속에 정보를 집어넣으면 바로 지우개로 지워지는 듯 당황스러운 일이 벌어진다. 노화의 일환으로 기억력의 저하가 오는 것은 당연하지만, 그 이상의 인지 기능, 실행 능력의 저하가 의식의 저하 없이 점진적으로 진행될 때 그 사람은 '치매(dementia)'의 위험이 있다고 말한다.

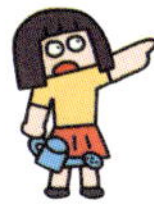

나이가 들수록 높아지는 치매 위험

나이가 많아질수록 치매의 위험은 높아진다. 미국의 통계를 보면 65세 이상에서 5퍼센트, 85세가 넘으면 20~40퍼센트까지 늘어난다고 한다. 한국은 65세 이상에서 8.2~10.8퍼센트 정도로 추정된다. 2008년 세계 보건 기구의 통계에 의하면 한국인의 평균 수명은 78.5세였고, 65세 이상 비율은 2010년 11.0퍼센트, 80세 이상은 1.9퍼센트였다. 2050년에는 65세 이상이 38.2퍼센트, 80세 이상이 14.5퍼센트로 늘어날 것으로 예상된다. 어림짐작해 봐도 현재 얼마나 많은 노인들에게 치매가 큰 문제인지, 또 수십 년 안에 치매가 얼마나 중요한 건강 문제가 될지 가늠해 볼 수 있다.

70세 윤순이 할머니는 별다른 신체 질환 없이 건강하게 지냈다. 그런데 3년 전부터 서서히 기억력이 나빠지기 시작했다. 요리하기 위해 냄비를 가스레인지에 올려놨다가 태우는 일도 있고, 친구를 만나러 가기 위해 길을 나섰다가 왜 나왔는지 잊어버리고 슈퍼에 가서 장을 본 후 집으로 다시 돌아가기도 했다. 가까운 거리에 살던 딸이 바로 옆 동네로 이사했는데, 자꾸 예전에 살던 집을 찾아가 초인종을 눌렀다가 무안을 당하거나, 딸의 집을 찾아가는 데 어려움이 있었다. 무엇보다 원래 말하기를 좋아하던 할머니가 이야기하다가 중간에 말문이 막히는 일이 잦아져서, "내가 무슨 말을 하려 했더라……"라면서 당황해하곤 했다. 아침 드라마를 즐겨 보는데, 최근 들어 드라마의 등장 인물이 출연한 다른 드라마와 헷갈려서 전반적인 내용을 제대로 파악하지 못한다. 돈 관리가 허술해져서 거스름돈을 잘 받지 못해 손해 보는 일이 잦아지자, 보호자들이 결국 병원을 찾았다.

병력 청취, 우울증 여부를 포함한 정신건강의학과적 평가, 인지 기능과 실행 능력을 포함한 검사, 혈액 검사, 뇌 영상 의학적 검사 등을 한 결과, 할머니는 알츠하이머형 치매로 진단되었다. 치매는 여러 가지 유형이 있는데, 가장 흔한 것이 알츠하이머형 치매다. 1907년 알로이 알츠하이머가 처음 보고하여 붙여진 이름으로 약 50~60퍼센트를 차지하고, 그다음으로 뇌의 혈관 이상에 의한 혈관성 치매가 많다. 그 외에도 루이체형 치매 등 다양한 치매가 있다.

치매를 평가하기 위한 도구는 여러 가지가 있다. 가장 중요한 것은 신경 심리 검사다. 어느 영역이 얼마나 손상되었고 어떤 부분이 보존되어 있는지를 확인하고 원인 질병을 찾아내는 데 유용하기 때문이다. 집중력과 주의력, 장·단기 기억력의 학습과 유지, 언어 능력, 그림 그리기나 위치 찾기와 같은 시공간 능력, 가위를 사용하고 단추를 채우는 일 같은 일상생활 수행 능력에 중요한 실행 능력 평가, 물건을 만져 보고 무엇인지 맞히는 인식 능력, 판단력, 계획 세우기, 언어의 유창성 등을 포함한 전두엽 기능 등을 포괄적으로 평가한다. 그리고 다른 지적 장애를 가져올 가능성이 있는 신체 질환을 찾아내는 작업을 놓쳐서는 안 된다.

간혹 우울증 환자가 기억력이 떨어졌다며 치매인 줄 알고 병원을 찾기도 한다. 우울증 환자는 인지 기능 검사를 할 때 쉽게 포기하고 문제를 맞히려는 노력을 하지 않는데, 기억력의 장애가 아니라 우울증에 의한 집중력 저하 때문이다. 그러므로 우울증에 의한 기억력 저하를 '가성 치매(pseudodementia)'라고 부른다. 노인성 우울증은 상대적으로 쉽게 치료가 되고, 회복되고 나면 처음 걱정했던 기억력 저하도 자연스럽게 좋아지므로 치매와는 전혀 다른 문제다.

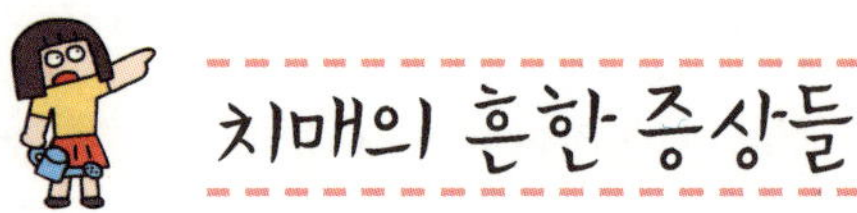

치매의 흔한 증상들

가장 흔한 알츠하이머형과 혈관성 치매도 자세히 살펴보면 구별된다. 알츠하이머형 치매는 상대적으로 기억력의 장애가 서서히 진행되고 기억력이 뚜렷이 저하되어 전에 비해 유창하게 말하지 못하면서 행동 장애가 진행된다. 혈관성 치매는 혈관의 이상으로 오는 것이므로 타격을 받은 부위만 한순간에 기능이 떨어진다. 그래서 몇 달에 걸쳐 기능이 뚝뚝 떨어지는 것이 눈에 보이며, 말이 어눌해지거나 손발의 감각 이상이나 가벼운 운동 장애 같은 국소 신경학적 증상이 동반되곤 한다.

조기에 치매를 진단해서 치료를 시작해도 암 조직을 떼어 내는 것처럼 예전의 기능으로 금방 돌아갈 수 있는 것은 아니다. 원인도 명확하지 않고 확실한 치료법도 아직은 없기 때문이다. 다만 그 진행을 늦추기 위해 노력할 수 있을 뿐이다.

지금까지 알려진 알츠하이머형 치매의 원인은 정확하지 않지만, 아밀로이드의 축적이 큰 요인으로 보고된다. 치매 환자의 뇌를 조직 검사하면 특징적으로 노인성 반(senile plaque)◆과 신경 섬유 매듭(neurofibrillary tangle)◆, 신경 섬유의 손실, 시냅스 손실 등이 두드러진다. 그리고 MRI를 찍어 보면 대뇌 피질이 전반적으로 위축되어 있고, 기억을 담당하는 해마가 손실된 경우가 많다. 특히 노인성 반은 알츠하이머와 깊은 관계가 있고, 이것이 많을수록 증상이 심하다.

신경 전달 물질로는 기억력과 관련된 아세틸콜린을 생성하는 신경 세포의 퇴화가 두드러진다. 대뇌에 아세틸콜린이라는 신경 전달 물질의 농도가 떨어졌다고 보고 여기에 착안한 치료제가 개발되었는데, 가장 효과적인 것이 인지 기능 개선제인 콜린 분해 효소 억제제다. 그런데 아세틸콜린을 직접 주입하는 것은 부작용이 심해서, 자연스럽게 생성되는 아세틸콜린이 분해되지 않도록 막는 우회적인 방법을 동원한 것이다. 몸에서 아세틸콜린 분해 효소가 작용하는 것을 억제하여 시냅스 내에 아세틸콜린이 오래 남도록 하는 것인데, 현재 상용되는 약은 도네페질, 갈란타민, 리바스타그민 등이 있다. 문제는 이 약이 뇌에서 아세틸콜린을 분비할 세포가 어느 정도 기능하고 있을 때 효과가 있다는 점이다. 그래서 중증 이상으로 진행한 치매에서는 효과를 기대하기 어렵다.

그 외에 NMDA 수용체 길항제인 메만틴과 같은 약이 있고, 항산화제, 항염증제 등을 사용하기도 한다. 최근에는 베타아밀로이드 길항제로 작용하는 약이 개발되고 있다. 장기간 관찰하면 약물 치료를 받지 않은 사람과 비교할 때 확실하게 기능 저하가 더뎌진다. 그러므로 장기적이고 지속적으로 치료받기를 권한다.

그러나 기능은 서서히 나빠진다. 이럴 때에는 환자가 집에서 지내는 것이 나은지, 주간

노인성 반

아밀로이드라는 단백질이 모여 있는 집합체들로 고령자의 대뇌 피질에서 많이 발견된다.

신경 섬유 매듭

뇌의 신경 섬유의 변화로 인해 발생하는 구조물로 알츠하이머형 치매 환자의 대뇌에서 특징적으로 많이 발견된다. 이것이 많아지면 뇌의 신경 세포가 정상적으로 기능하지 못하게 된다.

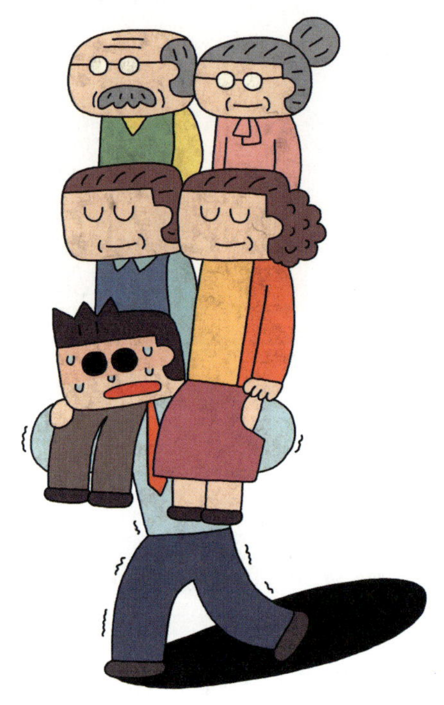

보호 시설이나 요양 시설에서 전문적으로 간병을 받아야 하는지 결정해야 한다. 일상생활을 영위할 능력이 점차 떨어지므로 병이 진행될수록 주변의 도움이 필요하고, 환청, 망상, 수면 부족, 충동성과 같은 정신 증상이 함께 발생해서 많이 진행되면 대소변의 처리나 옷 입기, 식사와 같은 간단한 일상생활도 혼자 수행하기 어렵다. 이는 만성적인 문제이므로, 이로 인해 힘들어 하는 가족의 스트레스를 관리하고 문제 행동을 적극적으로 해결해야 한다.

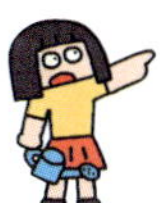# 늘어난 수명과 행복한 삶

　인간의 수명이 늘어난 것은 분명 축복이다. 그러나 빛이 있으면 그림자가 있듯이, 수명이 늘어나는 것이 꼭 좋지만은 않은 듯하다. 현대 의학의 힘으로 사망에 이를 위험이 줄어서 평균 수명은 100세에 가까워질 전망이다. 그런데 어떤 사람의 뇌는 늘어난 신체의 수명을 끝까지 잘 이용할 수 있을 때까지 기능을 유지하지 못하는 것 같다. 이는 어쩔 수 없는 일이고, 건강한 후손들의 숙제다. 물론 앞으로 과학이 발전하면 치매를 예방하는 약물이 나올지도 모른다.

　수명을 늘리기만 하면 행복할까? 스위프트의 『걸리버 여행기』 3편에는 러그내그라는 나라가 나오는데, 스트럴드브러그라는 늙기만 하고 죽지는 않는 존재가 살고 있다. 그는 전혀 행복해하지 않는다. 스위프트는 "사람들은 오래 살기를 갈망하지만, 아무도 나이 들고 싶어 하지는 않는다"라고 말했다. 중요한 것은 어떻게 사는가의 문제이지, 어떻게든 오래 사는 것만은 아니라는 생각도 든다. 자신의 할머니, 할아버지도 떠오르겠지만 그보다 먼저 50년 후를 생각해 보는 것은 어떨까? 그때가 되면 치매가 당뇨병이나 고혈압처럼 인류가 오래 사는 한 겪어야 하는 천형이 될지도 모르니 말이다.

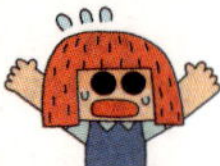

천성과 양육의 뜨거운 논쟁

사이코패스

　　강호순의 연쇄 살인 사건은 수많은 사람들을 놀라게 했다. 범죄의 잔혹성은 말할 것도 없지만, 그보다는 공개된 살인범의 외모가 충격적이었다. 흉악한 범죄를 저지른 범죄자라면 험상궂게 생겼으리라 생각했는데, 강호순은 기르던 시베리안 허스키 옆에 서서 웃고 있는, 마음씨 좋은 동네 아저씨 같은 모습이었다. 게다가 이웃 주민들도 그가 선량한 시민이었다고 평했고, 끔찍한 짓을 저지를 줄은 몰랐다고 말하는 사람들이 많았다. 수사 결과를 지켜보던 많은 사람들의 고정관념이 뿌리부터 흔들린 것이다.

　　평소 영화나 TV 등을 통해, 혹은 일상생활에서 '범죄형 관상'이라고 하는 사람들의 정형화된 얼굴을 보면서 '이런 사람은 조심해야 한다'고 배웠다. 실제로 이런 학습은 어느 정도 효과가 있었다. 그런데 일상적인 범죄가 아닌 연쇄 살인에 있어서는 그런 학습은 별다른 의미가 없다. 그러니 혼란스러울 수밖에. 옆집에 살며 매일 인사를 주고받는 삼촌 같은 아저씨를 연쇄 살인범으로 의심하기는 어렵다. 이제 누구를 믿고 살아야 하는 것인가?

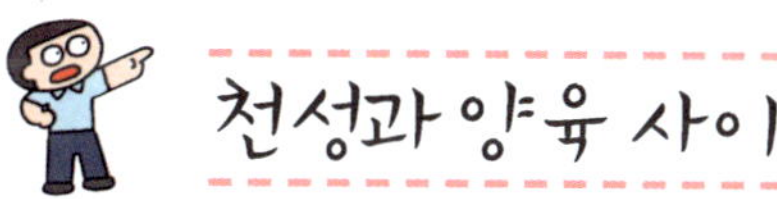

천성과 양육 사이

끔찍한 연쇄 살인 뉴스를 접한 많은 사람들은 "도대체 어떤 환경에서 자랐기에 눈 하나 깜짝하지 않고 흉악한 일을 저지르는 것일까?"라며 혀를 끌끌 찬다. 평범한 환경에서 자라난 인간이 사회성이 결여된 연쇄 살인을 저지를 수 있을까? 사이코패스(psychopath)라는 극단적인 인격 장애는 인간의 본성을 탐구하면서 끊임없이 되풀이되던 천성(nature) 대 양육(nurture)이라는 해묵은 쟁점을 끄집어낸다.

1801년 정신과 의사인 프랑스의 피넬(Philippe Pinel)은 정신병 증상이 없는데도 충동적이고 비합리적이며 위험한 행동을 반복하는 사람들을 사이코패스라 불렀다. 양심이 결여되어 있고, 충동적이라서 원하는 것을 즉시 얻기 위해 타인을 해치거나 괴롭히는 데 주저하지 않으며, 대가를 얻거나 복수하기 위해 폭력을 저지르기보다는 폭력 자체에서 즐거움을 얻는 경우가 많다. 자기중심적이라 타인을 괴롭히거나 지나친 요구를 하고도 미안해하지 않고, 자신의 행동에 책임을 지거나 죄의식을 느끼지 않는다. 긴밀한 애착 관계를 형성하는 데 어려움이 있어서 결혼생활을 오래 지속하지 못하는 경우가 많다.

현대적 진단 체계에서는 18세 이전은 품행 장애(conduct disorder)로, 성인 이후는 반사회적 인격 장애(antisocial personality disorder, dissocial personality disorder)로 명명한다. 이는 소아 청소년기와 성인기의 질환을 구별하기 위해 임의로 나눈 것인데, 실제로 어린 시절에 품행 장애가 있던 아이들 중 반 이상이 반사회적 인격 장애로 발전한다.

이들의 빈 서판에는 도대체 무엇이 쓰여 있기에 이런 행동을 하고도 미안해하지 않는 것일까?

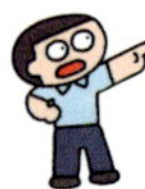 ## 환경이 사람을 바꾼다

이원복 교수의 『사랑의 학교』라는 만화책을 보면 대성당의 벽화를 그리는 한 화가의 이야기가 나온다. 왕은 화가에게 천사와 악마의 대결을 벽화로 그리라고 한다. 화가는 평화로운 양치기 소년을 찾아 천사의 얼굴을 그렸다. 그러나 악마의 얼굴을 한 모델을 도저히 찾을 수 없었다. 모델을 찾아 오랜 세월 정처 없이 돌아다니던 화가는 어느 날 시장 골목에서 악다구니하는 거지 한 명을 발견했다. 흉포하고

악밖에 남은 게 없는 악마의 얼굴을 찾은 화가는 그에게 다가가 "사
례는 두둑하게 할 테니 내 그림의 모델이 되겠나?"라고 제안했다. 그
런데 거지는 그를 보고 갑자기 눈물을 흘렸다. "선생님, 저를 모르시
겠나요? 제가 전에 선생님의 모델이 되었던 그 양치기랍니다."

이 이야기는 경험이 사람의 인상을 얼마나 바꿀 수 있는지 보여 준
다. 정신 분석에서도 어릴 때의 경험이 인생에 중요한 영향을 미친다
고 본다. 반사회적 행동을 하는 사람들은 양심과 죄의식과 관련한 초
자아의 형성에 문제가 있다. 부모의 반사회적 행동을 보고 배웠거나,
열악한 환경을 접하면서 자연스럽게 죄의식이 내재화될 기회를 잃었
다는 것이다. 그래서 초자아의 맹점(superego lacunae)◆은 사이코
패스의 특징이기도 하다.

한편 진화 심리학자 밀리(Linda Mealey)는 사이코패스가 '무임승
차자 전략'을 사용하며, 이런 전략을 잘 사용하는 사람들이 살아남아
그 경향이 유전된다고 한다. 이들은 항상 타
인의 협력을 얻기만 하고 자신의 이익은 나눠
주지 않는 이기적인 속성을 지닌다. 누구나
사회화 과정을 거치면서 '호혜 평등'이라는
것을 배우는데, 1퍼센트도 안 되는 소수의 사
람들이 평등성의 법칙을 깨고 사회적 규칙을
최대한 이기적으로 이용한다. 이는 학습되어
익숙해진 것일 수도 있다. 그래서 농경 사회
보다 일회적이고 고립된 삶이 일상화된 도시

초자아의 맹점

죄의식과 도덕 의식을
담당하는 영역을 정신
분석에서는 초자아라
고 한다. 사이코패스의
경우 초자아의 일부에
구멍이 난 지역이 있
어서, 어떤 행동을 하
거나 판단을 하는 데
있어서 죄의식에 의한
억제가 전혀 이루어지
지 않는다.

에 사이코패스가 더 많다고 보기도 한다. 농경사회라면 이기적 무임 승차자 전략을 쓰는 사람이 공동체에 받아들여지지 않기 때문이다. 이에 반해 도시에서는 무임승차를 하더라도 그런 사람이 눈에 띄게 많지 않은 한 몰래 이익을 실현할 수 있으므로, 그런 성향을 가진 사람들이 창궐할 만한 좋은 토양이 된다.

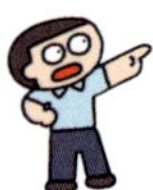

태어날 때부터 나타나는 특성

사이코패스는 환경에 의해 발현되기도 하지만 기본적으로는 생물학적 특성이 중요하다고 알려져 있다. 바이딩(Essi Viding)이라는 학자는 2005년에 사이코패스 증세를 보이는 쌍둥이들을 찾아서 환경적 영향과 타고난 기질의 영향을 비교한 연구 결과를 발표했다. 심각한 사이코패스 증세를 보이는 쌍둥이들의 81퍼센트는 타고난 기질적 영향으로 설명할 수 있었고, 나머지 19퍼센트는 쌍둥이 각자가 경험했던 사건에 의해 영향을 받은 것으로 밝혀졌다. 즉, 환경적인 영향보다는 타고난 생물학적 소인이 반사회적 행동에 더 크게 영향을 미친 것이다.

이에 반해 경미한 사이코패스 행동을 보이는 아이들은 30퍼센트에서만 유전적 영향이 관찰되었다. 이는 소아 청소년의 품행 장애를 12세 이전에 문제적 행동을 보이기 시작한 경우와 그 이후에 발생한 경우로 나눠서 분류하는 것에도 반영된다. 품행 장애를 12세를 기준으로 삼는 것은 대개 이때 사춘기를 겪으며 생물학적 변화가 동반되기 때문인데, 이후에 문제 행동을 하는 경우에는 사춘기의 반항일 가능성도 높다. 그러나 12세 이전, 즉 사춘기 징후가 드러나기 전부터 위험한 행동을 일삼는다면 타고난 기질이 작동한 것으로 여기고, 시간이 지나도 좋아지지 않을 가능성이 많다고 본다. 12세 전부터 동물을 괴롭히거나 다른 아이를 때리는 등의 파괴적인 행동을 보이면 나이가 들어서 이런 행동을 시작한 경우보다 예후가 훨씬 안 좋다. 반사회적 인격 장애 환자의 남자 친척 중에는 같은 문제가 있는 사람이 5배나 많다는 보고도 있다.

한편 생리학적으로 사이코패스들은 다른 면이 있다. 뇌파를 찍어 보면 깨어 있을 때에도 각성도가 상대적으로 떨어져서 쉽게 지루해하고 무료해하는 경향이 있다. 웬만한 자극에는 쉽게 놀라지 않는다. 그래서 마약 중독자들이 약을 찾아다니듯 더 센 자극을 찾아 돌아다니면서 점점 더 위험한 행동을 한다. 평범한 사람이라면 옆에서 피가 튀거나 강도가 들어와서 무기를 손에 들면 덜덜 떨릴 정도로 자율 신경계가 항진될 것이다. 그러나 이들은 유혈이 낭자하거나 칼을 들고 사람을 위협하는 상황이 되면 도리어 깨어나는 기분이 들면서 차분해진다. 연쇄 살인범들은 범행을 저지르고 나서도 차분하게 뒤처리를 하고, 아무 일도 없었다는 듯이 일상생활을 할 수 있다. 그리고 밤이 되면 다시 새로운 흥분을 찾아 거리를 돌아다닌다.

사이코패스들은 타고난 유전적 기반이 일반인과는 다른 면이 있지만, 유전자를 타고난 이들이 모두 사이코패스가 되는 것은 아니다. 캐스피(Avshalom Caspi)가 2002년에 발표한 연구에 따르면 저효율의 MAO-A 유전자형*을 가진 아이들의 85퍼센트가 학대받는 가정에서 자란 경우 심각한 반사회적 행동을 하게 되었다고 한다. 학대받는 가정에서 고효율의 MAO-A 유전자형을 가진 아이의 2배나 많았다. 이들이 좋은 환경에서 자랐다면 이러한 유전자형을 갖고 있어도 반사회적 행동을 할 위험은 줄어들었을지도 모른다.

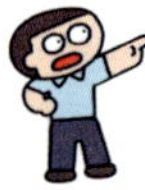

유전과 환경의 상호 작용

모든 것을 유전자의 탓으로 돌리는 것만큼 위험한 일은 없다. 나치의 유대인 말살 정책도 유전자로 인간의 행동을 단정짓는 바람에 벌어진 만행이었듯이, 사람의 행동을 유전자만으로 해석할 수는 없다. 유전자는 환경적 요인으로 충분히 통제할 수 있다. 인간의 삶이란 유전적 토양이라는 텃밭에서 환경적 요인과의 적절한 상호 작용에 의해 만들어지는 것이다.

가장 강력하게 작용하는 환경적인 요인은 '희망'이 아닐까 한다. 생물학적 기반이 빈약하고 작은 자극에도 나쁜 방향으로 흘러가게 조작될 수도 있지만, 안 될 거라고 미리 포기해 버린다면 미래에서 나를 기다리는 '행운'들이 섭섭해하지 않을까? 사이코패스 연쇄 살인 사건을 바라보면서, 천성과 양육의 상호 작용이라는 관점에서 주어진 핸디캡을 극복하기 위해 노력했다면 천성에 굴복해 버린 것과는 다른 길을 걸었을 텐데, 참으로 안타까웠다. 어느 한쪽에게 유죄를 선언하고 모든 책임을 지우는 것은 손쉬운 일이지만, 문제 해결의 답은 아니다. 인간의 삶은 그렇게 단순하지 않아서, 복잡한 상호 작용 속에 현재의 내가 존재한다. 의지와 희망, 노력이 있다면 변화할 수 있다. 타고난 기질이나 주어진 환경이 절대적으로 작용하는 것이 아니므로, 지금의 상황이 나쁘고 기질적 특질이나 유전적 영향이 좋지 않더라도 변화를 가져올 수 있다. 사이코패스도 아닌 평범한 우리들이라면 훨씬 손쉽게 변할 수 있지 않을까?

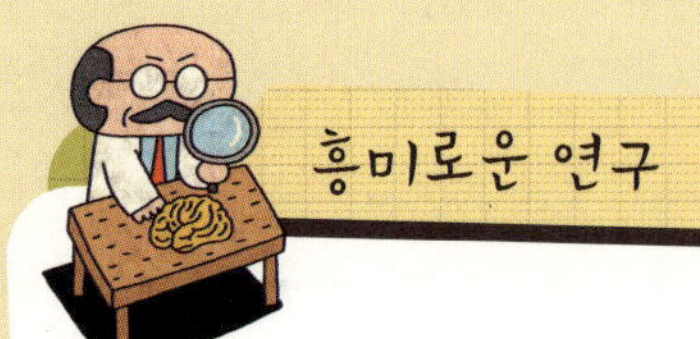

편견은 어떻게 만들어지나?

| 푸른 눈 갈색 눈 실험 |

누구나 '나는 공평하고 차별은 하지 않아'라고 여기지만, 편견과 차별은 금방 형성된다. 1968년 미국 아이오와에서 교사인 제인 엘리엇이 초등학교 3학년 아이들을 대상으로 실험을 했다. 마틴 루터 킹 목사가 암살당한 이유와 인종 차별과 편견을 아이들이 경험하게 하는 것이 목적이었다.

우선 푸른 눈과 갈색 눈으로 나누고 선생님은 푸른 눈 아이들이 더 우월하다고 암시를 줬다. 첫날에는 푸른 눈을 가진 아이들이 갈색 눈을 가진 아이들보다 우월하다고 말하고, 멀리에서도 잘 구분할 수 있도록 갈색 눈을 가진 아이들에게 수건을 씌우고, 푸른 눈의 아이들과 같이 놀지 않도록 하며, 놀이터에 있는 기구도 못 쓰게 하고, 점심도 조금만 먹게 하고, 쉬는 시간도 적게 주는 등 여러 가지로 차별을 줬다. 그러자 아이들은 금방 두 집단으로 갈라졌고, 며칠 전까지만 해도 잘 놀던 친구들이 원수지간이 되었다. 또 갈색 눈 아이들을 "어이, 갈색 눈"이라고 부르고, 갈색 눈인 아이들은 이름을 부르라며 반발하는 일이 벌어졌다. 이들이 집단을 이룬 후에 차별과 편견은 아주 빨리 전염되었다.

그러다가 다음 날 상황을 바꿨다. 이번에는 갈색 눈이 더 우월하다고 암시를 주었다. 그러자 어제까지 의기소침했던 아이들이 기세가 등등해졌다. 이 경험을 통해 아이들은 차별이 얼마나 나쁜지, 차별이 얼마나 어이없고 사소한 이유로 시작되는지 깨달았다. 이 실험은 미국에서 〈분열된 학급(*A class divided*)〉이라는 제목의 다큐멘터리로 제작되어 방영되기도 했다(http://www.pbs.org/wgbh/ pages/frontline/shows/divided/etc/view.html에서 동영상을 볼 수 있다).

이처럼 아군과 적군, 편견과 차별은 쉬운 암시와 작은 구별에 의해 갈리며, 영원히 지속되지도 않는다. 그런데 현실에서는 지역 갈등, 빈부 격차, 다문화 가정과 같이 편 가르기, 편견과 차별이 너무도 많이 일어난다.

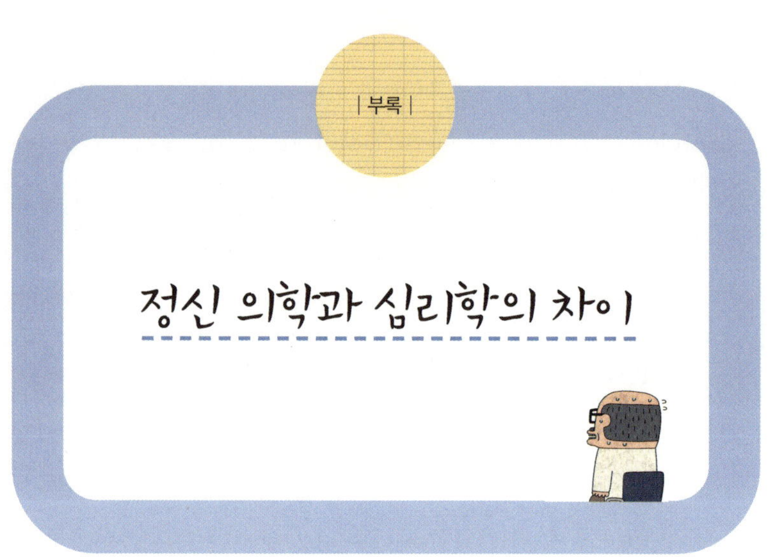

"정신 의학과 심리학의 차이는 무엇인가요?"

흔히 듣는 질문이다. 겉으로 볼 때에는 차이가 없어 보이고, 마음의 본질이 무엇인지 이해하려는 면은 공통적이기 때문이다. 실제로 연구의 관점에서 본다면 뇌 과학이 발달하고 심리학과 정신 의학이 각자의 영역을 넓혀 가면서 겹치는 부분도 많고, 공동으로 연구하는 경우도 많다. 그런데도 둘의 차이는 적지 않다.

현대 사회에서는 점점 각 분야의 융합과 통합이 일어나고 있지만, 우리나라에서는 고등학교 시절의 선택이 전공 학과, 생각하는 방법까지도 규정한다. 우리나라 식으로 구분하자면 두 학문의 차이는 문과와 이과의 차이와 같다. 정신 의학은 의과 대학에, 심리학과는 사회 과학 대학에 속해 있다. 정신 의학과 심리학을 전공하는 사람은 하는 일이 비슷해 보일지 몰라도 한쪽은 고등학교 2학년 때 이과를 선택했고, 다른 한쪽은 문과를 선택하면서 갈라진다.

심리학과에는 인간의 심리와 관련한 영역이 많은데, 인지 심리, 사회 심리, 임상 심리, 발달 심리, 교육 심리 등 대부분 인간의 정상적인 심리가 어떻게 작동하는지 세분화된 영역으로 나누어 연구한다. 이에 반해 정신 의학은 정상적인 심리보다는 주로 치료를 위한 정신 병리를 공부하고, 이를 치료하는 일에 집중한다. 물론 심리학에서도 임상 심리학이라는 영역이 있는데, 대학원에서 임상 심리학을 전공하고 석사를 취득한 후 병원에서 3년간 임상 심리 레지던트 과정을 수료하면 임상 심리 전문가로 인정받는다. 병원에서 하는 일은 환자를 대상으로 심리 검사를 수행하고, 치료진의 일원으로 인지행동 치료나 집단 치료를 함께한다.

임상 심리 전문가가 된 후에는 환자를 직접 상담하기도 한다. 병원에 가는 것을 꺼리거나 약물 치료를 받을 정도로 중증이 아닌 환자의 경우에는 임상 심리 전문가와 같은 심리학 전공자이면서 상담을 전문으로 하는 클리닉에서 상담받곤 한다. 그러나 정신 의학은 생명을 다루는 의학에 기반하고 있으며, 기본적으로 의사 면허를 취득한 후에 다시 정신건강의학과를 전공한다. 그래서 심리학에서 다루는 정상 심리는 광범위하게 배우지 않는다. 의사로서 기본적인 신체 질환을 이해하고 치료법을 숙지해야 하며, 정신 치료는 전체 학문의 일부에 속한다. 광범위한 뇌 과학, 약물학, 유전학, 생리학, 정신 병리학,

진단학 등을 심도 있게 배우고 환자에게 적용하는 법을 익히는 데 주안점을 둔다. 정신건강의학과 의사가 주로 만나고 접하는 학술 동료도 임상 의학 의사인 경우가 많고, 심리학 전공자는 사회 과학을 전공하는 다른 인접 학문 전공자들과 접한다.

최근에는 학부에서 심리학을 전공하고 난 후 의학전문대학원에 입학하거나 의과 대학에 편입해 졸업한 후 정신건강의학과를 전공하는 학생들도 있다. 또 뇌 과학을 기반으로 한 인지 심리학 영역, 발달 심리와 연관된 소아 영역에서는 심리학자와 정신건강의학과 의사가 공동 연구를 하는 일도 점차 늘고 있다. 그런 면에서 두 가지 사이에 절대 넘어설 수 없는 장벽이 있다거나 경쟁 관계라고 볼 필요는 없고, 서로의 영역을 지키는 협조적 관계에 있는 별도의 학문이라고 이해하면 된다.

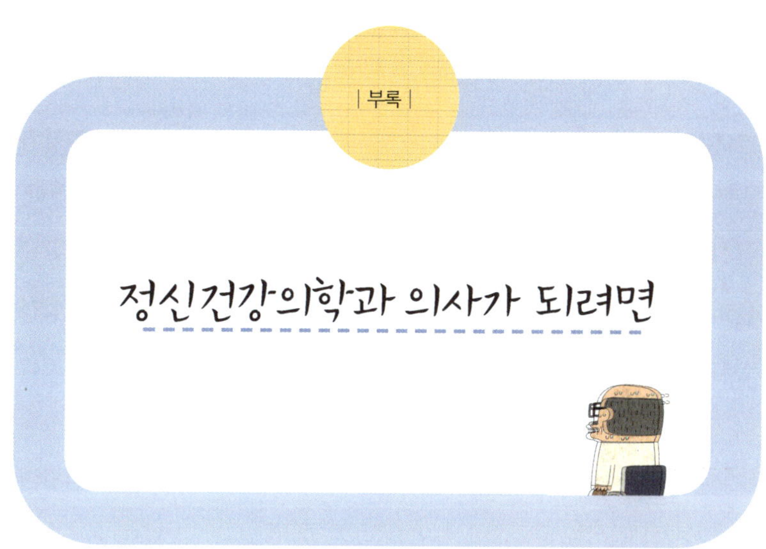

정신건강의학과 의사가 되려면

정신건강의학과 의사가 되고 싶었다거나 심리 상담을 공부하고 싶다고 말하는 사람들이 많다. 포털 사이트에 들어가 봐도 정신건강의학과 의사가 되는 법을 묻는 질문이 꽤 적지 않다. 정신건강의학과 의사가 되려면 어떤 과정을 거쳐야 할까?

우리나라에서 의사 면허를 취득하려면 의과 대학이나 의학전문대학원을 졸업해야 한다. 의과 대학은 6년제로 예과 2년과 본과 4년으로 구성되어 있고 졸업하면 의학사 학위가 수여된다. 의학전문대학원은 대학 학부를 졸업한 후 입학할 수 있고, 다양한 학문적 배경을 가진 사람들이 임상 의사를 하거나 의학을 연구할 수 있도록 4년간 수업을 받고 졸업하면 의무 석사를 받을 수 있다.

학교마다 커리큘럼이 다르지만, 첫 1년간은 해부학, 생리학, 생화학 등의 의학에 필요한 기초 학문을 공부한다. 2학년이 되면 임상과 기초를 통합한 강의를 듣는다. 소화기학, 신경학, 심장학, 정신과학, 근골격학과 같은 기초적 이론부터 병리 현상, 진단과 치료에 대한 이론적인 내용을 장기별·기능별로 익힌다. 2년이 지나면 드디어 임상 실습을 한다. 병원에 들어가 환자를 만나 문진(환자에게 병력과 가족력, 경과를 물어보는 것)하고, 전공의와 교수의 진료 현장을 관찰하고, 회진을 돌거나 증례 토의를 하면서 이론적 내용을 임상 현장에 적용해 본다. 이렇게 4년의 학업을 마친 뒤에 의사 국가 고시에 응시한다. 2009년부터 의사 국가 고시에는 실기 시험이 추가되었다. 9월부터 약 3개월에 걸쳐 임상 술기와 모의 환자를 대상으로 한 문진과 신체 검진의 능숙도를 측정하여 임상 의사로서 능력을 갖췄는지 평가한다. 1월에 필기시험을 이틀 동안 치르고 두 시험 모두 합격한 사람은 의사 면허를 부여받는다.

전공의로 지원하기 전에 1년간 수련의(인턴)를 거치며, 실제 의료 상황을 직접 접해 보고 어떤 환자를 만나고 어떤 일을 하게 될지 판단할 수 있는 기회를 가진다. 인턴 기간이 끝나는 12월경에 전공의를 선발한다. 이때 정신건강의학과가 개설되어 있는 병원에 지원하여 선발되면 정신건강의학과 전공의가 된다. 한 해에 선발하는 전공의의 수는 약 150여 명 정도로 전국에 고루 분포하고 있다. 최근 들어 정신건강의학과의 인기가 상승하면서 다른 과에 비해 경쟁률이 높다. 그래서 재수하는 경우도 흔하다. 병원에 따라 다르지만 대부분

1~2명 정도 뽑기 때문에 경쟁이 치열하다.

전공의가 된다고 끝이 아니다. 이제부터 진짜 시작이다. 정신건강의학과 전공의 수련 기간은 총 4년이다. 1년차에는 주로 중증 정신질환으로 입원한 환자를 맡는데, 정신분열증(조현증), 양극성 정동 장애, 알코올 의존, 주요 우울증과 같은 질환으로, 대부분 증상이 심하므로 보호 병동에 입원한 환자들이다. 2년차가 되면 개방 병동에 입원하는 환자들을 맡는데, 가벼운 우울증이나 치매, 불면, 불안 장애, 외상 후 스트레스 장애를 앓고 있는 환자가 대부분이다. 혹은 보호 병동에 입원한 중증의 인격 장애, 거식증, 소아 청소년 환자들을 진료한다. 2년차부터는 45분씩 면담하는 정신 치료를 시작하고, 이에 대한 지도 감독을 받는다.

3년차가 되면 외래에서 환자들을 직접 진료하고, ADHD나 틱 장애와 같은 소아 정신과를 수련하며, 다른 질환으로 입원해 있는 다른 과 환자들의 정신건강의학과적 문제를 다루는 자문 정신 의학, 퇴원 후 집에서 지내고는 있으나 적극적인 사회활동을 하지 못하는 중증 정신 질환자의 사회 재활을 돕는 지역 정신 의학을 경험한다. 그리고 치매나 노인 우울증을 다루는 노인 정신 의학을 공부하고, 직접 노인 전문 병원에 파견 나가 환자를 보기도 한다. 4년차가 되면 수석 전공의가 되어 후배들의 진료를 감독하고, 지도 교수와 함께 연구를 진행하여 논문을 쓰기도 한다. 이렇게 4년을 거치고 나면 전문의 자격시험을 보고 정신건강의학과 전문의 자격을 취득할 수 있다.

정신건강의학과는 뇌 과학이기도 하고, 심리와 정신세계를 동시에 다룬다. 개인의 문제를 질환의 관점에서 치유해야 하지만, 사회와 보건 정책의 관점에서 거시적으로 봐야 문제를 파악하고 해결할 수 있다. 정신건강의학과 의사가 되는 과정은 멀고 길다. 또 공부하고 경험해야 하는 것도 매우 많고 광범위하다. 그렇기 때문에 할 수 있는 일도 다양하고 보람도 많은 직업이라고 생각한다. 의사가 되기까지 오랜 시간이 걸린 만큼 사회를 위해서도 많은 일을 해야 하지 않을까.

도판 출처

43 _ 〈기억의 영속성〉 ⓒ Salvador Dalí, Fundació Gala-Salvador Dalí, SACK, 2012

청소년을 위한 정신 의학 에세이

초판 1쇄 2012년 6월 30일
초판 23쇄 2025년 11월 15일

지은이 | 하지현
펴낸이 | 송영석

편집장 | 박신애
기획편집 | 최예은 · 이나연
디자인 | 박윤정 · 유보람
마케팅 | 김유종 · 한승민
관리 | 송우석 · 전지연 · 채경민

펴낸곳 | (株)해냄출판사
등록번호 | 제10−229호
등록일자 | 1988년 5월 11일(설립일자 | 1983년 6월 24일)

04042 서울시 마포구 잔다리로 30 해냄빌딩 5·6층
대표전화 | 326−1600 **팩스** | 326−1624
홈페이지 | www.hainaim.com

ISBN 978−89−6574−343−9